Sonntag
Abnehmen mit der
Mind-Body-Methode

Dr. Amanda Sonntag hat eine sehr lange Gewichtsabnahme hinter sich. Am Immanuel-Krankenhaus in Berlin hat sie die Mind-Body-Medizin kennengelernt, durch die sie endlich ihr Wohlfühlgewicht erreichen konnte. Daraus hat sie ihr Konzept der Mind-Body-Methode entwickelt, um Menschen mit Abnehmwunsch zu unterstützen, die gewählte Diät durchzuhalten. Die ganzheitliche Mind-Body-Medizin kommt aus den USA und zielt auf die Verbindung zwischen Gehirn (Mind), Geist (Soul), Körper (Body) und Verhalten ab. Die Idee dahinter ist, dass man mithilfe von Selbstfürsorge, Achtsamkeit und körperlicher Entspannung sein Essverhalten positiv und nachhaltig verändern kann.

www.amandasonntag.de
Abnehm-Online-Coaching

Dr. Amanda Sonntag

Abnehmen mit der Mind-Body-Methode

Mentalübungen, mit denen Du Deine Diät durchhältst

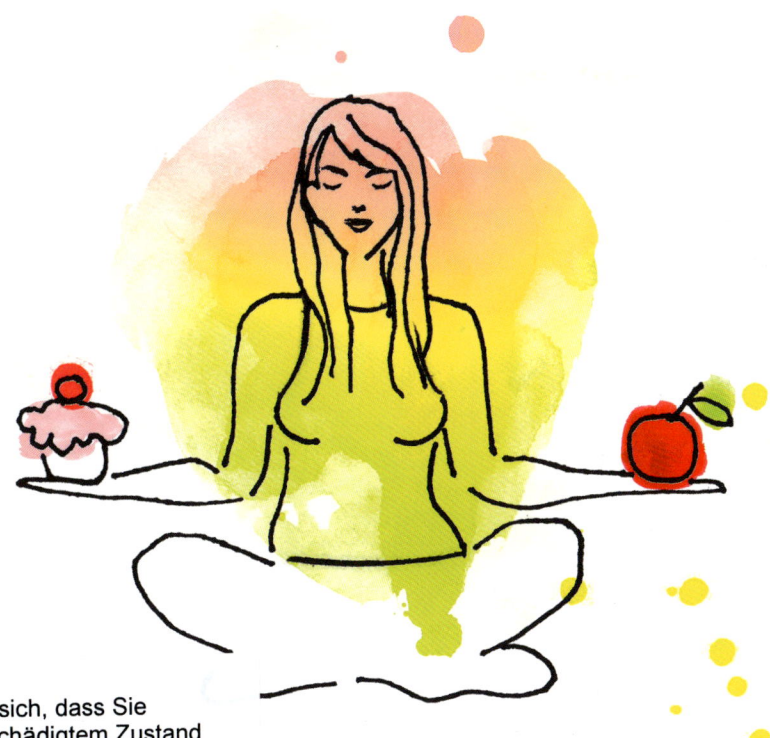

TRIAS

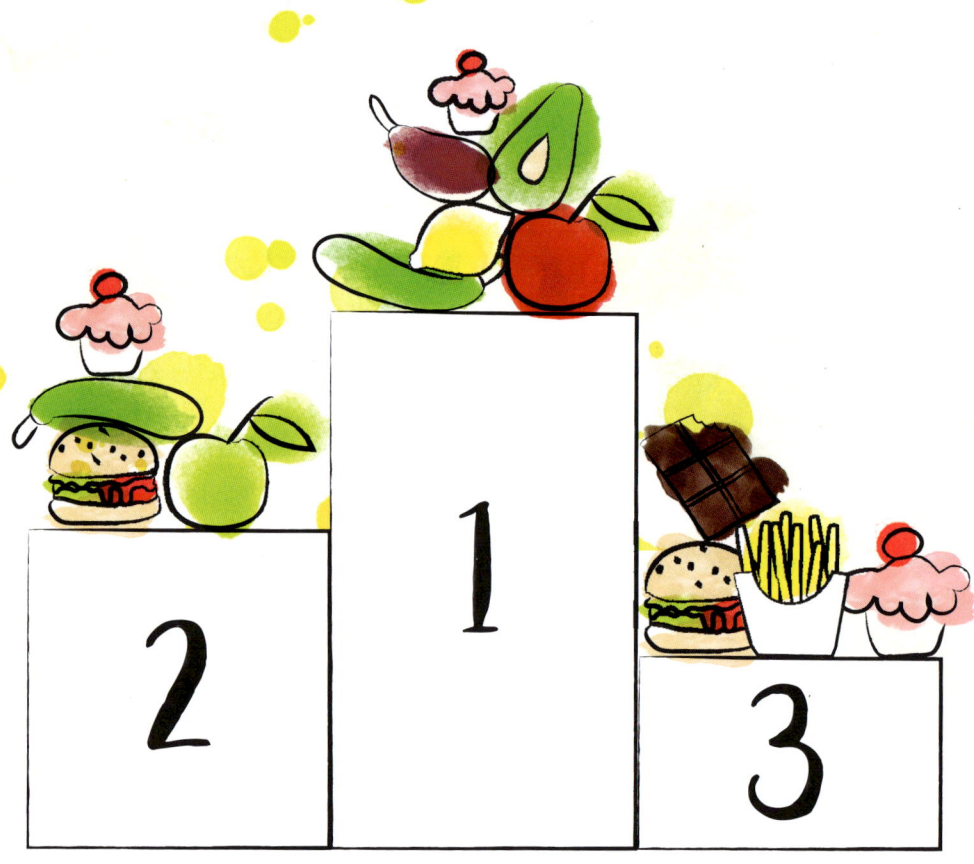

6 **Liebe Leserin, lieber Leser**
7 Wie hilft die Mind-Body-Methode?
8 Wie benutzt du dieses Buch?

13 **Step 1:**
Hunger oder Kummer?

14 **Wann esse ich zu viel?**
14 Essen und Gefühle
15 Aus welchen Bedürfnissen heraus esse ich zu viel?
18 Warum möchte ich abnehmen?

22 **Warum überesse ich mich?**
24 Stress und Gefühle
28 Schritte zur Gefühlswahrnehmung
35 Was mache ich unbewusst?
39 Wie unterscheide ich echten Hunger von Gefühlshunger?

45 **Step 2:**
Endlich abnehmen!

46 **Mit Mind-Body-Übungen aus dem Teufelskreis**
46 Was tun, wenn der Heißhunger kommt?
48 Die Lösung: die Mind-Body-Methode
49 Stressmanagement
53 Wie bekomme ich Gewohnheiten in den Griff?
56 Weg mit dem alten Essverhalten!
58 Selbstliebe heißt der Schlüssel
61 Positive Glaubenssätze
66 Radikales Umdenken: Abnehmen ohne Stress

69 **Step 3:**
Nie mehr Jo-Jo-Effekt!

70 **Wie kann ich mein Wohlfühlgewicht halten?**
70 Wie halte ich das neue Essverhalten langfristig durch?

74 **Entspannung für die Seele**
74 Meditationsformen zum Ausprobieren
79 Achtsamkeitsübungen

83 **Entspannung für den Körper**
84 Progressive Muskelentspannung (PME)
88 Qigong
90 Achtsame Yogaformen
100 Achtsames Slow-Yoga für zu Hause

108 **Mehr Glücksquellen gegen emotionalen Hunger**
110 Das Mind-Body-Glücks-Tagebuch
110 Nicht aufgeben! Vom Umgang mit Rückschlägen
114 Drei Top-Tipps bei emotionalem Hunger
116 Was sonst noch wichtig ist

117 **Service**

120 **Literaturverweise**

122 **Stichwortverzeichnis**

Liebe Leserin, lieber Leser,

wie oft hast du dich gefragt: Warum nehme ich nicht ab, obwohl ich doch gar nicht so viel esse? Wie viele Diätbücher hast du schon gelesen und dich die ersten Wochen daran gehalten? In wie viele Sportstudios bist du eingetreten und warst die erste Zeit voll motiviert? Wie oft ist es dir passiert, dass sich trotz all deiner Bemühungen die Zahl auf deiner Waage kaum verändert hat und du deswegen ein schlechtes Gewissen hattest? Und wie oft kam es vor, dass deine Freundinnen und Freunde dich beiseitenahmen und mit sorgenvoller Miene meinten, dass es so nicht mehr weitergehen könne und du doch endlich etwas tun müssest und dass sie es nur gut mit dir meinten? Dann gaben sie tolle Tipps, mit welcher genialen Essensvorschrift es Freundin X oder Freund Y geschafft habe, endlich abzunehmen. Und dass du das doch auch ganz einfach schaffen könntest, wenn du nur das Folgende tätest (kein Zucker, abends nur Eiweiß usw.). Einige sagten sogar, zum Abnehmen bräuchtest du nur ein wenig mehr Willenskraft.

Ja, der diskriminierende Diet-Talk hat Einzug in unseren Alltag gehalten. Dabei sind die Wege abzunehmen individuell sehr verschieden – schon Frauen und Männer nehmen unterschiedlich ab. Bei Männern geht es leichter, da sie mehr Muskelmasse besitzen.

Jetzt aber die gute Nachricht: Essgewohnheiten zu ändern, bringt nachhaltigere Ergebnisse als jede Diät und insbesondere Radikaldiäten. Die meisten von uns wissen, wie man sich gesund ernährt (das Internet ist voll davon), aber du schaffst es einfach nicht, den Veränderungswunsch in die Tat umzusetzen? Die Debatten um richtiges Essen sind aufgeheizt, ob Low Fat, Paleo-Diät, vegane Ernährungsweise oder Intervallfasten [1]. Und die einzelnen Diätrichtungen werden in der Diskussion dargestellt, als seien sie Glaubensrichtungen, denen man einfach nur beitreten muss, damit der Körper dann alles Weitere von selbst erledigt. Aber die Wissenschaft sagt etwas anderes: Über die letzten Jahrzehnte wurde in einer Reihe von Studien nachgewiesen, dass Radikaldiäten dauerhaft kaum etwas bringen und zum Jo-Jo-Effekt führen.

Aber darum soll es hier nicht gehen, denn ich will keine neue Diät vorstellen, sondern einen neuen Weg beschreiben, der deinen Abnehmprozess effektiv begleitet. Dabei geht es nicht um das Weglassen einzelner Lebensmittel, wie das viele Diäten empfehlen, sondern ich zeige dir, wie du dich selbst liebevoll in den herausfordernden Gefühls- und Denkprozessen vor und während des Abnehmprozesses begleiten kannst.

Wie hilft die Mind-Body-Methode?

Genau an diesem Punkt setzt die Mind-Body-Methode an, die auf eine ganzheitliche, nachhaltige Beziehung zwischen Geist, Verstand (Mind) und Körper (Body) abzielt. Beim Mind-Body-Ansatz wird die geistig-seelische Entwicklung (Mind), zum Beispiel in Form verschiedener Meditationen, genauso gestärkt wie der Körper (Body) mit speziellen Bewegungsübungen, die ich vorstelle. Diese Meditationsformen sind schon sehr lange als gesundheitsfördernd bekannt. Sie geben dir Kraft, die für den Abnehmprozess so wichtig ist, und ermöglichen eine neue Körperwahrnehmung. Mit »Mind« sind hier nicht nur der Verstand, sondern besonders auch unbewusste Prozesse gemeint. Die Verbindung von Körper und Seele gelingt zum Beispiel beim achtsamen Yoga. Dabei geht es nicht um Kunststücke auf der Matte, son-

dern darum, die Herausforderungen des Lebens zu meistern.

Die ursprüngliche Idee der Mind-Body-Medizin kommt aus den USA und wird heute u.a. am Immanuel Krankenhaus in Berlin praktiziert (Adresse im Serviceteil, Seite 117). Das Besondere daran ist, dass Körper, Geist und Seele als zusammenhängend und eng miteinander verwoben wahrgenommen werden. Die Mind-Body-Medizin zählt zur Naturheilkunde und basiert auf den Ergebnissen der Stressforschung. Sie setzt Entspannungsmethoden wie die Progressive Muskelentspannung ebenso ein wie asiatische Bewegungstherapien, zum Beispiel Yoga.

Gedanken tragen einen wesentlichen Teil dazu bei, wie du deinen Körper wahrnimmst – deswegen ist die Mind-Body-Methode, die Körper, Herz und Kopf verbindet, so hilfreich. Wenn du dich mit dieser Idee beschäftigst, schaffst du es wieder, ein Gleichgewicht zwischen deinem Körper und dem Geist herzustellen. Und du lernst dabei, dich von dem Teufelchen in deinem Kopf zu lösen, das dir einredet, dass das Essen der einzige Weg sei, dich besser zu fühlen und mit deinen Gefühlen klarzukommen. Du entwickelst dabei eine andere Art Gefühlsmanagement: Du wirst lernen, Gefühle überhaupt erst einmal wahrnehmen (zum Beispiel Stress, Langeweile, Frust) und dann besser mit ihnen umzugehen.

Ein zentraler Ansatz dabei ist die Stressregulation, denn Stress macht krank und dick. Stress kann aber auch durch den ewigen Druck/Wunsch abzunehmen und die Scham, es nicht zu schaffen, entstehen. Wenn dein Umgang mit negativen Gefühlen bisher vielleicht Frustessen ausgelöst hat oder du zur Beruhigung gegessen hast, dann bietet sich mit der Mind-Body-Methode eine gute Möglichkeit, diese Spannungen zu lösen. Die Übungen der Methode setzen genau an diesem Stress und deinen daraus resultierenden bisherigen Bewältigungsmöglichkeiten an. Denn sie zeigen dir, wie du mit Meditation, Selbstbewusstseinsübungen und wirklich leichten Bewegungsübungen an deinen Gefühlen für dich, an deinen Einstellungen zu dir selbst etwas verändern kannst, ohne deswegen erneut in Stress zu kommen. (Diese Methoden erkläre ich im Step 2 (Seite 45) und du kannst dir das zu dir Passende aussuchen.)

Und wenn du doch mal schwach wirst? Am Ende des Buches stelle ich alltagstaugliche Übungen und Notfalltools vor, die du als Erste Hilfe ausprobieren kannst. Die zahlreichen Praxisübungen sind ganz einfach durchführbar. So kannst du step by step ohne Stress abnehmen.

Außerdem erfährst du mehr über mögliche Abnehmhindernisse und wie du diese überwindest:

- Durch welche Gefühle wird das Überessen ohne Hunger ausgelöst und wie kannst du mit ihnen umgehen. Dieses Auseinandersetzen mit Gefühlen funktioniert, denn Gefühle sind stärker als Gedanken.
- Durch welche Alternativen zum Essen kannst du dich belohnen und dich dabei langfristig gut fühlen?
- Warum ist es so schwer, zu denken und zu fühlen, bevor du handelst?
- Wie kannst du mit deinen unangenehmen Gefühlen umgehen, ohne dabei auf Essen zurückzugreifen? Und wie hilft dir die Mind-Body-Methode dabei?
- Und last but not least: Wie lernst du, dich endlich voll und ganz so zu lieben, wie du bist, und dich rundum wohl in deiner Haut zu fühlen?

Wie benutzt du dieses Buch?

In diesem Buch nehme ich dich mit auf eine Reise zu dir selbst. Egal welche Methode zum Abnehmen du anwendest: Dieser Ratgeber wird dir nicht nur dabei helfen, mögliche Krisen auf deinem Weg zur Wunschfigur zu überstehen, sondern vielmehr den wunderbaren Menschen kennenzulernen, der in dir steckt. Damit du deinen Weg mit diesem Programm leicht findest, habe ich das Buch folgendermaßen aufgebaut:

Step 1

Hier nehmen wir die Gründe und möglichen Hindernisse im Zusammenhang mit dem Abnehmen unter die Lupe. Dabei geht es auch um deine Gefühle. Dieses Buch soll dir Unterstützung bei deiner Eigenwahrnehmung geben und dir helfen zu verstehen,

- warum deine Ess-Gewohnheiten so sind, wie sie sind, und wie du sie verändern kannst,
- wie du ohne Schamgefühl essen kannst,
- wie Selbstliebe und Selbstannahme den Prozess unterstützen und wie du Selbstliebe erlernen kannst, denn das ist ein wichtiger Schritt auf dem Weg zum Wohlfühlgewicht.

Forschungen haben gezeigt, dass mehr als die Hälfte der Deutschen mit ihrem Körper unzufrieden ist. So hat zum Beispiel das Institut myMarktforschung.de in einer repräsentativen Umfrage 1058 Deutsche zwischen 18 und 70 Jahren online zur Zufriedenheit mit ihrem Aussehen befragt und genau das herausgefunden. Das Thema »Bodyshaming«, d.h. ein Unwohlsein bis hin zum Schamgefühl wegen des Körpergewichts, wird immer öfter thematisiert. Es wird deutlich, dass es beim Abnehmen nicht nur um den Körper an sich gehen kann, sondern vor allem darum, was und wie wir über uns selbst denken und fühlen. Der Selbstwert sollte eigentlich nicht vom Körpergewicht abhängen, ist aber heutzutage bei vielen Menschen daran gekoppelt. Viele

glauben, dass man nur glücklich und liebenswert sein kann, wenn der eigene Körper schlank ist.

Step 2

Die vielen praktischen Möglichkeiten der Gefühlsregulationen zeige ich dir dann im Step 2. Hier kannst du dir Tools aussuchen, die aus der Mind-Body-Medizin entlehnt wurden, zum Beispiel Stressreduktion und Achtsamkeitsübungen. Ein weiteres Angebot ist das Gefühlsmanagement im Hinblick auf die Abnahme, das mit deinem »inneren Kind« arbeitet.

Der wichtigste Schritt auf deinem Weg zum Wohlfühlgewicht ist das letzte Kapitel im Step 2, nämlich die Stärkung deines Selbstwerts. Denn Überessen hängt oft mit einem zu geringen Selbstwertgefühl zusammen. Ein gesunder Selbstwert ist also ein wichtiger Bestandteil auf deiner Reise zum Wunschgewicht: Er hilft dir entscheidend dabei, dich nicht zu überessen und deinen Körper besser anzunehmen. Außerdem zeige ich dir viele praktische Möglichkeiten, mit deinen Gefühlen umzugehen und sie zu kontrollieren.

Ein achtsamer Umgang mit dir selbst hilft dir zu entscheiden, welche Methoden aus dem Mind-Body-Portfolio für dich geeignet sind. Deshalb hier eine Übersicht über die Methoden:

Die Mind-Body-Methoden im Überblick:

Mind-Methoden	Body-Methoden
Gefühlsmanagement (Seite 28)/Arbeit mit dem inneren Kind (Seite 35), dem inneren Team (Seite 38)	Übungen zu Morgen- (Seite 96) und Abendroutine (Seite 98)
Glaubenssätze (Suggestion) (Seite 61)	
Selbstliebe (Seite 59)	Progressive Muskelentspannung (Seite 84)
Meditationsformen: Gehmeditation (Seite 76) Minis (Seite 76) Atemmeditation (Seite 77) Metta-Meditation (Seite 77) Bodyscan (Seite 78) Autogenes Training (Seite 79)	Achtsame Yogaformen (Seite 90): Yin Yoga Luna Yoga Benefit® Yoga Yoga Nidra
Achtsamkeitsübungen (Seite 79)	Feldenkrais (Seite 86)
	Qigong, Tai-Chi (Seite 88)

Step 3

Hier wird es dann ganz praktisch, denn ich erkläre alle Mind-Body-Übungen, die dich dabei unterstützen, deine Erfolge beim Abnehmen zu halten. Schwerpunkte sind dabei Entspannungsformen und achtsame Bewegung sowie achtsame Atmung, mit der du jederzeit für dich selbst sorgen kannst. Alle Übungen erfolgen dabei ganz ohne Druck und wecken durch die Erfolge, die du mit ihnen nach und nach erzielst, eine noch größere Motivation, dich zu verändern. Zwischendurch findest du Praxistipps für jeden Tag und viele Situationen.

Die Werkzeuge, die ich dir hier an die Hand gebe, sind der Anfang für deinen Weg. Sie wollen Tag für Tag aufs Neue angewendet werden, um dich bestmöglich in deiner Selbstregulation zu unterstützen.

Viel Freude und Erfolg auf dem Weg, den wir nun gemeinsam beschreiten.

Love yourself!
Deine Amanda

Was dieses Buch nicht bietet:

Eine neue Diät oder Rezepte, denn die kennen wir alle. Das Buch ersetzt auch nicht den ggf. notwendigen Gang zum Arzt oder Psychotherapeuten bei einer krankhaften Esssucht, die mit Depression und massiv gestörten Selbstwertgefühl einhergehen kann. Dies gilt insbesondere für Opfer von Gewalt und Missbrauch.

Anlaufstellen bei krankhaften Essstörungen findest du im Serviceteil (Seite 117).

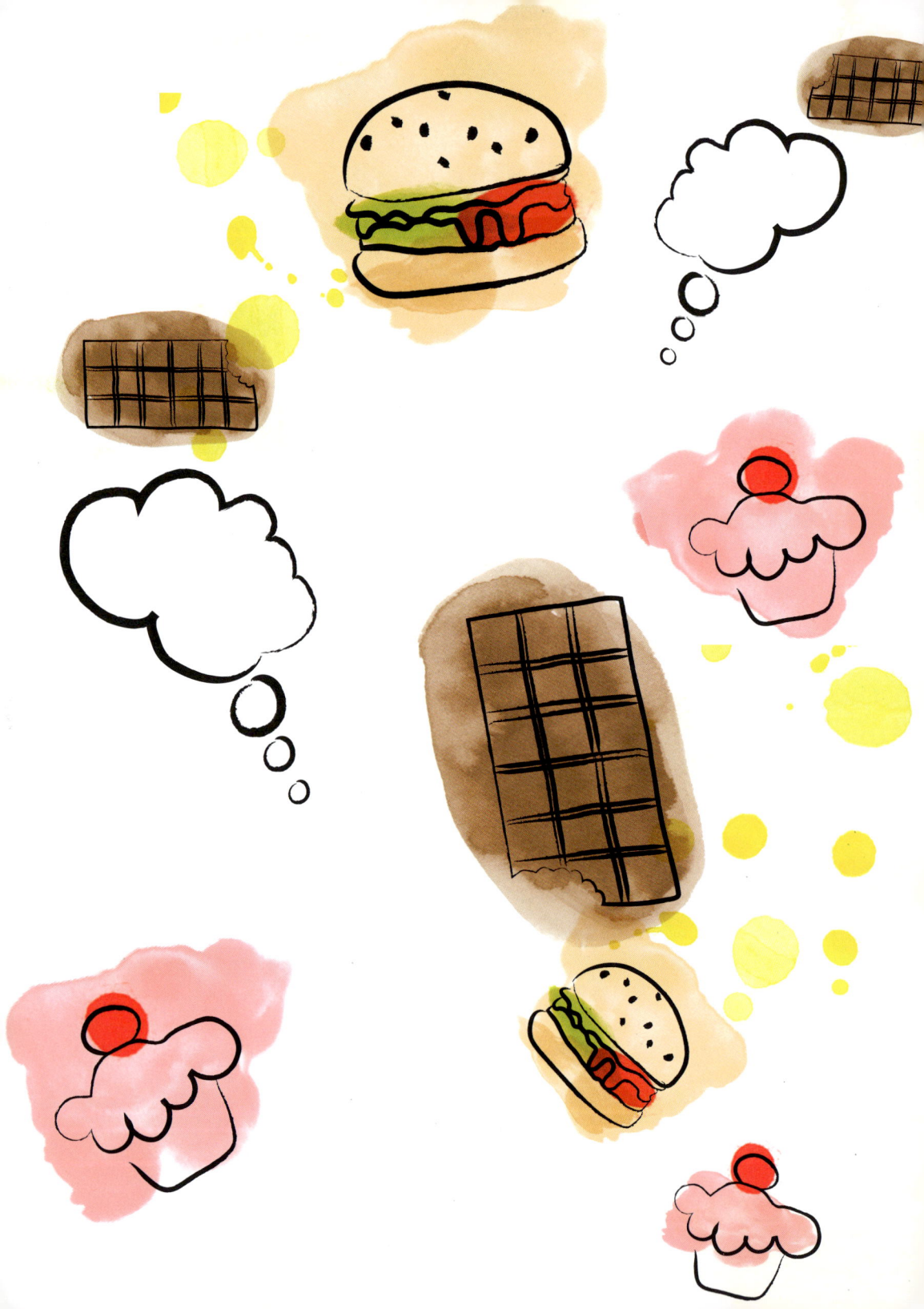

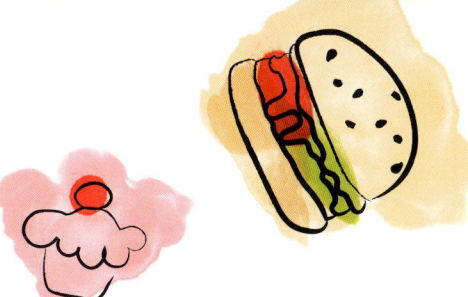
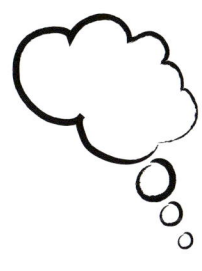
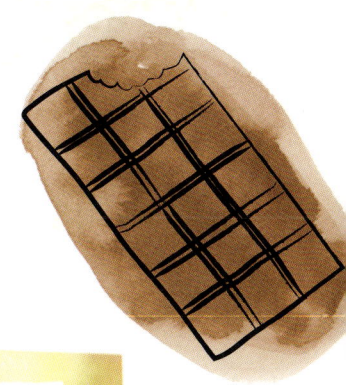

Step 1:
Hunger oder Kummer?

Warum isst du eigentlich so viel?
Oft liegt es gar nicht am Hunger!
Gemeinsam finden wir heraus,
was dich am Abnehmen hindert.

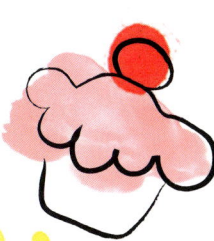

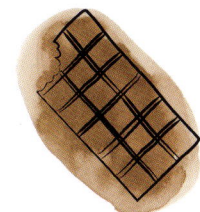
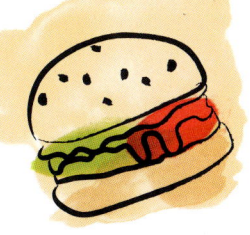

Wann esse ich zu viel?

Warte nicht mit allem, bis du schlank bist, denn du kannst schon jetzt ein erfülltes Leben führen! Überlege lieber, wann und warum du zu viel isst.

Warum essen wir, obwohl wir gerade keinen Hunger haben? Die Gründe dafür herauszufinden, ist ein spannender Prozess. Es geht in diesem Kapitel darum zu lernen, wie du Spannungen abbauen kannst, und auch darum, die Ursachen für unangenehme Gefühle zu ergründen.

Die Zeit des permanenten Überflusses an Nahrung, in der wir in den Industrieländern leben, erfordert einen anderen Umgang mit dem Essverhalten als in früheren Zeiten. Früher war nährstoffreiche Nahrung oft knapp und der menschliche Körper deshalb darauf ausgerichtet, alle Speicher möglichst zu füllen. Im Gegensatz zu damals geht es für uns heute darum zu wissen, was unser Körper wirklich braucht.

Essen wirkt auf das Belohnungssystem unseres Gehirns. Viele Betroffene essen auch einfach aus Langeweile oder aus Frust, denn auch hier wird das Belohnungssystem durch das Essen aktiviert. Andere überessen sich, weil sie ihre tiefliegenden Bedürfnisse nicht erkennen, die Beziehungen zu anderen Menschen betreffen können. Oder sie essen aus einem Mangel an Selbstwert und Selbstliebe heraus.

Essen und Gefühle

In einer Zeit, die von Arbeitsstress, Schönheitsidealen, Perfektionismus und Selbstoptimierung geprägt ist, gibt es einen ständigen Kampf um Emotionen, Essen und Gewicht. Nicht ohne Grund kommen dir bestimmt manchmal Gedanken wie »Ich kriege doch sonst in meinem Leben so viel hin, warum schaffe ich es mit dem Abnehmen nicht?«. Selbstkontrolle ist eine begrenzte Ressource – und wenn wir diese Ressource in unserem Alltag aufbrauchen und unsere Beherrschung nachlässt, sucht sich der Körper neue Kraftquellen. Deswegen kann Abnehmen nur gelingen, wenn der innere Kampf zwischen Gefühlen und Gedanken in Bezug auf Stress und Essen bewältigt wird und beide ihren Frieden miteinander schließen.

Essen kann in einen rauschartigen, wohligen Zustand versetzen; deshalb kann es schwerfallen, darauf zu verzichten. Diese Art von Essen stellt kein Problem dar, solange man sie nur selten zelebriert. Doch wenn sie zu einem Bewältigungsmechanismus wird, der irgendwann fast selbständig abläuft und den du immer weniger unter Kontrolle hast, wird es schwierig und kann in ein fast zwanghaftes Verhalten münden. Ein solches Essverhalten wird in der Regel entwickelt, um nicht mit unangenehmen, schwierigen Gefühlen, zum Beispiel Angst, Traurigkeit, Scham oder Ärger, in Berührung zu kommen und sich nicht mit ihnen auseinandersetzen zu müssen. Wenn dir dabei die Kontrolle über die Mengen verloren geht und du dich dafür hasst und schämst, hat dich das Essen mehr im Griff als du das Essen. Du isst immer öfter und immer mehr und schämst dich.

Und deswegen musst du wieder essen. Der Teufelskreis beginnt.

Aus welchen Bedürfnissen heraus esse ich zu viel?

In vielen Abnehm-Ratgebern wird dieser allererste Schritt und wichtigste Prozess übersprungen. Es geht viel öfter darum, einfach nur weniger zu essen, als darum, sich die Gründe bewusst zu machen, aus denen wir zu viel essen. Deshalb lass uns erst einmal überlegen, welche bewussten und unbewussten Motive bei dir vorliegen, zu oft und/oder zu viel zu essen. Wenn wir die Ursachen nicht beachten, haben wir kaum Chancen zum Abnehmen, denn diese unbewussten Mo-

Wann esse ich?

Auslöser für das Überessen aus emotionalen Gründen gibt es viele, zum Beispiel:

- Wenn ich Langeweile habe – esse ich.
- Wenn ich mich freue, glücklich bin – esse ich.
- Wenn ich Stress habe – esse ich.
- Wenn ich Sorgen habe – esse ich.
- Wenn ich wütend bin – esse ich.
- Wenn andere essen – will ich auch essen …

tive können jegliche Bestrebungen abzunehmen torpedieren.

Unter einem starken Essbedürfnis liegen oft unerfüllte Bedürfnisse (zum Beispiel nach Nähe oder mehr Distanz) oder negative Gedanken über sich selbst (zum Beispiel: Ich bin nicht liebenswert). Oft resultieren diese schmerzlichen Gedanken aus der Kindheit oder Phasen des Lebens, in denen du dich wenig wertvoll gefühlt hast. Innere Selbstanklagen wie auch mangelnder Selbstwert können im übertragenen Sinn hungrige Selbstanteile auslösen, die gefüttert werden wollen. Früher hast du das vielleicht mit Essen gemacht – nun kannst du das auch mit den Mind-Body-Methoden füllen.

Das dauernde Überessen kann das Leben und die Gemütsverfassung sehr beeinträchtigen. Interessant ist deshalb zu erforschen, was hinter deinem Essimpuls liegt, was passiert, bevor du essen willst? Überlege einmal, was der Grund für deinen plötzlichen Drang zu essen ist.

- Kannst du deine Gefühle (zum Beispiel Wut, Traurigkeit) nicht zulassen? Deshalb fühle immer in dich hinein, bevor du isst: Welche Gefühle liegen unter dem emotionalen Hunger? Hast du körperlichen Hunger oder emotionalen Hunger? Wie du diese beiden unterscheiden kannst, erkläre ich noch ganz genau (Seite 39). Erst wenn du das verstanden hast, ist das Stoppen des sogenannten Phantomhungers möglich. Aber denk dran: Egal, ob du die

Gefühle übergehen willst oder nicht, sie sind und bleiben da, auch wenn sie mit Essen begraben werden sollen.
- Fehlt dir das Selbstbewusstsein und glaubst du, dass du dich nur mit Essen selbst belohnen musst oder kannst?
- Bestimmen Leere oder Langeweile dein Leben? Wenn die Liebe im Leben fehlt, trifft das Sprichwort »Liebe geht durch den Magen« zu, denn dann kann Essen zum Liebesersatz werden. Statt eines runden Gefühls des Sich-geliebt-Fühlens entsteht ein runder und manchmal auch weniger gesunder Körper.
- Ist deine Lebenssituation in Beruf, Partnerschaft, Familie oder Freundeskreis schon eine Weile nicht so ist, wie du es dir wünschst? Vermutlich soll dann Essen diese Lücke unbewusst füllen.
- Kann es sein, dass deine Bewältigungsstrategien, die in der Kindheit günstig waren und die du als schön erlebt hast (wie Süßigkeiten als Belohnung oder Trost), in deinem jetzigen Leben ungünstig oder selbstschädigend wirken? Was wäre heute eine wirkliche Belohnung, die nicht aus Essen besteht? Was tut dir gut? Was gefällt dir heute?

Es lohnt sich, in den vielen kleinen Situationen des Tages in dein Innerstes zu hören und mit dir selbst Zwiesprache zu halten. Folgende Fragen helfen dir dabei:
- Welche Bedeutung hat Essen in meinem Leben?
- Bin ich glücklich damit, wie ich meine Zeit verbringe?

- Was würde ich gerne verändern, wenn ich einen (auch noch so verrückten) Wunsch frei hätte?
- Kann ich bereits jetzt davon einen Teil verwirklichen und heute einen ersten Mini-Schritt machen?

Nimm dir an dieser Stelle genügend Zeit, schon einmal über diese Fragen nachzudenken. Du könntest ein Tagebuch führen, dem du deine Gedanken anvertraust, auch wenn du dich dafür schämst. Du kannst gleich damit anfangen! Schreibe dir die Fragen am besten eine nach der anderen auf und nimm dir in den nächsten Tagen bewusst die Zeit, dich in Ruhe hinzusetzen, in dich hineinzuhören und dich so entscheidend voranzubringen.

Weitere Gründe für das Überessen

Zwei schwerwiegende Formen des dahinterliegenden Selbstboykotts sind Trotz und Selbstzweifel. Dazu kann gehören: »Ich bestrafe mich selbst, weil mich irgendwann oder gerade jetzt jemand verletzt hat.« Hast du eine – kleine oder große – Frustration im Job oder zum Beispiel mit deinem abweisenden Partner, kommen Selbstzweifel und unnötige Selbstkritik auf. Manche Menschen stopfen sich dann aus Rache unbewusst in selbstschädigendem Protestverhalten mit Essen voll. Unerfüllte Beziehungswünsche und Stress sind sehr starke Auslöser von Selbstabwertung.

Auch Müdigkeit und Erschöpfung schwächen uns. Dabei kann man seinen Entschluss, weniger/gesünder/leichter zu essen, schnell vergessen und gibt kraftlos auf. Viel besser ist es da, auf seinen Körper zu hören, sich auszuruhen und leichte Bodyarbeit zu machen. Das führt zu mehr Klarheit und Beruhigung. Auch Durst oder ein Mangel an Bewegung könne Auslöser für ein inneres Hungergefühl sein. Deshalb ist es wichtig, bei Anzeichen von Hunger genau in sich hineinzuhören: »Ist es wirklich das Bedürfnis nach Nahrungsmitteln oder vielmehr nach etwas anderem (Ruhe, Bewegung oder Flüssigkeit), das meine innere Unruhe gerade auslöst?«

Eine weitere Annahme, die das Abnehmen verhindern kann, ist die kindlich trotzige Haltung im Sinne von: Ich unterwerfe mich doch nicht dem Schönheitswahn! Ich kann und will essen, was ich will! Frei nach dem Motto: »Die müssen mich nehmen, wie ich bin. Und deswegen ist es eh egal, wie ich aussehe. Aber wehe, sie sagen was über Dicke!« Anschließend folgen oft Beschwerden über das herrschende Körperideal. Hier kommt vieles zusammen: das Unbewusste und die Gefühle und die Gedanken, deren du dir bewusst bist, müssen nicht immer wirklich gut zusammenpassen.

Vielleicht denkt dein Unbewusstes auch, dass es sich nicht dem Schlankheitswahn anpassen und etwas Besonderes sein will? Klar ist: Das Unbewusste giert nach der Befriedigung kurzfristiger Ziele (zum Beispiel mittels Sofortbefriedigung durch Essen). Du willst dann gleich etwas essen, auch wenn dein Verstand dir sagt, dass es besser wäre, genau das nicht zu tun, und dir langfristige Ziele wie, sich gesund zu ernähren, vorschlägt. Und wer gewinnt beim Kampf zwischen Gefühl und Verstand? Dass das eine menschliche Grundherausforderung ist – nämlich spontane Bedürfnisbefriedigung versus Belohnungsaufschub –, zeigt das berühmte psychologische Marshmallow-Experiment. Dort wird Kindern jeweils ein Marshmallow (oder eine andere Süßigkeit) hingelegt mit der Information, dass sie ein zweites bekommen werden, wenn sie warten können, bis der Versuchsanleiter nach einiger Zeit zurückkommt.

Hieran erkennt man, dass die Ungeduldigen, die zur schnellen Bedürfnisbefriedigung neigen, die größeren Probleme haben. 90% unseres Verstandes werden vom Unterbewussten gesteuert. Deshalb ist die rein verstandestechnische Entscheidung abzunehmen oft nicht zielführend. Der Marshmallow-Test zeigt die riesengroße Herausforderung: Kann ich den Ess-Impuls kontrollieren, damit ich ein langfristiges Ziel erreiche (den zweiten Marshmallow) oder schaffe ich das nicht und gebe der Verlockung nach (esse den Marshmallow sofort)?

Warum möchte ich abnehmen?

Viele reden davon, dass sich bei ihnen ein »Abnehm-Schalter« umgelegt hat und sie erst dann abnehmen konnten. Das bezieht sich auf das Unterbewusste, das dann auch bereit ist abzunehmen. Deshalb ist es ganz wichtig, deine eigenen individuellen Abnehmgründe zu erforschen.

Welchen Grund hat möglicherweise dein Wunsch, dünner zu sein? Dazu gehört auch die Frage, warum du abnehmen möchtest. Wenn du das nicht weißt, wirst du nicht abnehmen, denn dann hast du keinen wirklichen Grund. Es muss immer dein Grund sein, nicht der der anderen.

In der Abbildung rechts findest du einige Gründe zum Abnehmen. Dort kannst du auch deine Abnehmgründe eintragen. Kein Stress, es reicht auch ein einziger guter Grund! Fallen dir lediglich Gründe ein, die dir eher andere suggerieren? Oder sind es wirklich deine eigenen? Wenn es da einen Unterschied gibt, schau dir die Tabelle erneut an. Nur wenn es wirklich *deine* Abnehmgründe sind, wird es funktionieren.

Und denke daran: Um jetzt schon ein erfülltes Leben zu führen, brauchst du nicht schlank zu sein – warte also nicht, sondern fange heute damit an, deine Ziele in Worte zu fassen.

Gründe für das Abnehmen

☐ Ich möchte mehr Selbstbewusstsein, mich selbst wieder sexy finden.

☐ Andere machen mir Druck.

☐ Ich wünsche mir Anerkennung.

☐ Ich möchte attraktiv für andere sein.

☐ Dicksein stört die Alltagsbewegungen, ich wünsche mir mehr Beweglichkeit.

☐ Ich habe Angst vor Krankheiten / wünsche mir mehr Gesundheit.

☐ Ich will kein Doppelkinn mehr haben.

☐ Ich möchte wieder ein leichtes Leben führen und im Essverhalten frei sein.

☐ Ich möchte auf Fotos gut aussehen.

☐ Ich möchte mich selbst mehr lieben.

Ich will ja abnehmen, aber ...

Hier kommen wir zu einer weiteren Herausforderung, wenn es um das Abnehmen geht: deiner Angst. »Was wäre, wenn ich wirklich abgenommen hätte?« Auch das könnte dich möglicherweise daran hindern, erfolgreich abzunehmen. Es kann bewusste oder auch unbewusste Gründe und Ängste vor dem Abnehmen geben (zum Beispiel Ängste vor Erfolg oder vor sexuellem Interesse, vor eigenen Aggressionen usw.). Daran siehst du, dass unbewusste Angst ein schwieriges Gefühl ist, das dich in deinen Veränderungen hemmen kann. Also solltest du dich auch mit den Gründen gegen eine Gewichtsabnahme auseinandersetzen – und zwischen Gründen und inneren Widerständen unterscheiden lernen.

In der Abbildung rechts findest du Gründe gegen das Abnehmen, vielleicht auch nur scheinbar. Nimm dir einen Moment Zeit und überlege für dich, ob etwas davon auf dich zutrifft oder ob du einen ganz anderen Grund hast, eigentlich nicht abnehmen zu wollen. Dann trage ihn ein. Überprüfe kurz: Sind das wirkliche Gründe gegen das Abnehmen oder eine elegante Form des Widerstands? Stelle dir immer wieder die Warum-Frage: »Warum kann ich es nicht? Warum habe ich angeblich keine Zeit?«

(Scheinbare) Gründe gegen das Abnehmen

- ☐ Mein Speck bietet Schutz (wie ein Schwimmring) und ich kann nicht übersehen werden.
- ☐ Essen verspricht schnelle Belohnung.
- ☐ Ich wollte niemals so sein wie meine dünne Mutter.
- ☐ Ich glaube, meine Gefühle wie Unruhe, Wut, Trauer, Langeweile ohne Essen nicht ertragen zu können.
- ☐ Ich möchte nicht als angepasstes Sexobjekt gelten.
- ☐ Ich will nicht mit anderen Frauen/Männern konkurrieren.
- ☐ Ich will meine Eltern durch mein Gewicht ärgern/treffen.
- ☐ Ich schaffe es eh nicht (Mutlosigkeit).
- ☐ Ich möchte selbstbestimmt sein – kein anderer kann über meinen Körper bestimmen.
- ☐ Ich habe keine Zeit.
- ☐ Ich habe kein Geld für neue Kleidung.

_____

_____

_____

_____

Warum überesse ich mich?

Übergewicht kommt häufig daher, dass wir nicht mehr wahrnehmen, wann wir satt sind, sondern einfach weiter essen. Die Gründe dafür sind vielfältig.

Überessen kann externe oder interne Ursachen haben. Externe Trigger können zum Beispiel Situationen wie das Buffet im Restaurant oder ein Familienessen sein, während innere Ursachen aus deinen Gefühlen heraus entstehen, zum Beispiel Frust oder dem Gefühl, nie wirklich satt zu sein. Aber was sind die Ursachen für diesen emotionalen Hunger?

Es ist wichtig, herauszufinden, warum du zu viel und/oder zu oft isst. Das ist der erste, wichtige Schritt zum Erfolg. Sich mit sich selbst auseinanderzusetzen, ist nicht immer leicht. Als Grundlage für die Mind-Body-Methode ist es aber zentral, dass du dich genauer mit deinem Hunger und seinen Auslösern beschäftigst. Und ich verspreche dir, dass es sich lohnt.

Wühlen in der Vergangenheit ist nicht das Ziel, sondern nur der Anfang.

Nun stellt sich die Frage: Wurden deine letzten Essensentscheidungen, die ohne körperlichen Hunger getroffen wurden, von Gefühlen beeinflusst? Wieder einmal landen wir bei dem Gefühl, noch nicht genug bekommen zu haben – aber nicht von Essen, sondern von etwas anderem – und schon wollen wir noch mehr essen.

Doch nicht nur Gefühle verleiten uns, uns zu überessen. Aber warum essen wir ohne Hunger? In der heutigen Zeit kann das viel mit Stress jeglicher Art zu tun haben. Wenn du isst, um Stress zu bewältigen, bist du in guter Gesellschaft, denn das tun sehr viele. Aber nicht immer ist es ein Automatismus, sondern es lohnt sich, zu analysieren, in welchen Situationen es dazu kommt, welche Gedanken du dabei hast und wie du damit umgehst.

Wir wissen, dass Stress an sich nicht schlecht ist: Es gibt sogenannten »guten« Stress (= Eustress), der eher motivierend wirkt und uns in Aktivität bringt, und es gibt den »Disstress«, der das beschreibt, was die meisten unter Stress verstehen.

Schwierigen Stress halten wir manchmal einfach nur aus. Dieses Aushalten hat aber seinen Preis. Besser ist es, die Stressquellen zu erkennen und am Umgang mit den begleitenden Gefühlen zu arbeiten, denn oft lassen sich die Ursachen nicht verändern. Das ist die schlechte Nachricht – die gute ist aber, dass du mit Stress anders umgehen kannst: Alle Emotionen werden besser zu ertragen, wenn du lernst, wie du dich in oder nach solchen Situationen entspannen kannst.

Jeder empfindet Stress anders. Und verschiedene Menschen können für einen bestimmten Stressor höchst unterschiedlich anfällig sein: Was für den einen Betroffenen Stress bedeutet, wird von einem anderen noch nicht als Stress empfunden. Schwierige Gefühle und Verhaltensweisen wie Überessen werden dann erzeugt, wenn Verletzlichkeit in Verbindung mit Stress auftritt.

Zeitschriften sind voll mit Ratschlägen, Rezepten und Ernährungsempfehlungen für die, die es offenbar nicht schaffen, sich gesund zu ernähren. Promis werben für die »ganz einfache« Diät, die suggeriert, dass man es schaffen könnte, wenn man nur informiert wäre. Aber Ernährungswissen allein reicht nicht aus. Ernährungspyramiden ändern kein Verhalten. Deshalb kann es auch nicht die eine Methode des Abnehmens geben, sondern du muss individuell suchen, was zu dir passt. Die Lösung kommt nicht von anderen, sondern du findest sie nur, wenn du selbst herausgefunden hast, warum du dich überisst.

Mach bitte an dieser Stelle den Stress-Check auf Seite 25 und ergänze ggf. weitere persönliche Stressauslöser.

Auslöser für Stress

Stressgründe	Stressauslöser
Erlerntes Essverhalten in der Familie	Diät
Impulsivität	Überlastung
Negativer Selbstwert	Konflikte
Große Bedeutung von Gewicht für den Selbstwert	Kritische Lebensereignisse wie Trennung …
Gesellschaftliches Schlankheitsideal	Druck
Traumata	Gewalt, Missbrauch usw.

Stress und Gefühle

Fragst du dich öfter: Warum fühle ich mich gestresst? Warum esse ich, obwohl ich nicht hungrig bin? Was täte mir gut? Dann ist es sinnvoll, die Bedeutung der dahinterliegenden Gefühle zu erforschen. Nur dann kannst du diese verändern und damit umgehen, anstatt dich von ihnen beherrschen zu lassen. Unangenehme Gefühle zu unterdrücken, hilft langfristig nicht weiter. Bei einigen kann zum Beispiel Wut einen großen Appetit machen, bei anderen passiert genau das Gegenteil, sie haben keinen Hunger mehr. Das zeigt, wie individuell die Auswirkungen sind, die Gefühle auf das Essverhalten haben. In jedem Falle kann eine Emotion so stark sein, dass wir zu viel essen, um uns zu trösten oder um uns abzulenken.

Wenn du diese Gefühle und Tatsachen nicht wahrnehmen willst, vergrößert das nur dein Problem: Denn diese Gefühle verschwinden nicht durch das Essen, sondern werden nur unterdrückt und kommen zu einem späteren Zeitpunkt wieder auf.

Fettleibigkeit ist ein Symptom, die Ursachen liegen neben falscher Ernährung, Bewegungsmangel, Hormonungleichgewicht oder Vererbung oft tiefer in der Gefühlswelt. Laut einer Untersuchung von Bruce Arnow, Professor an der Medizinischen Fakultät von Stanford, sind Ärger, Wut oder Trauer die drei Gefühlswelten, die den größten Einfluss auf unser Essverhalten haben. Einige Menschen essen, wenn sie Gefühle nicht aushalten können, zum Beispiel bei Anspannung, Druck, innerer Leere oder Unsicherheit. Es ist so viel einfacher, immer ans Essen zu denken, als sich mit unangenehmen Gefühlen und Situationen auseinanderzusetzen.

Gefühle sind stärker als Gedanken

Die Gründe, aus denen wir uns übessen, sind vielfältig. Der Weg aus diesem Dilemma ist dabei so simpel wie effektiv: Wir müssen lernen, diese Gefühle so anzunehmen, wie sie sind. Diese Akzeptanz hat zur Folge, dass wir Essen nicht mehr als einzigen Ausweg wahrnehmen, um mit diesen Gefühlen und den damit verbundenen Gedanken umzugehen [2]. Die folgende Liste der Gefühle verschafft dir einen Überblick über die Grundgefühle, die das Überessen auslösen können:

Angst/Furcht: Das beklemmende Gefühl kann die Ursache sein, sich zu überessen, um sich zu beruhigen. Dieses Gefühl kann sich in Magengrummeln, Durchfall und Muskelverspannung körperlich niederschlagen. Ängste gehören zu den stärksten Stress-Auslösern, die wir kennen, und bauen unseren Hormonhaushalt radikal um. Wichtige Botenstoffe, die unseren Appetit im Gleichgewicht halten, werden dann nicht mehr ausreichend hergestellt. Körperliche Reaktionen können Atemlosigkeit und Herzrasen sein.

Was stresst mich?

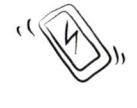

- ☐ Unzufriedenheit am Arbeitsplatz (Chef, Kollegen, Anforderungen, Aufgaben)
- ☐ Unzufriedenheit mit mir selbst (Aussehen, Gewicht, Leistung)
- ☐ Mangelndes Selbstbewusstsein
- ☐ Misserfolge
- ☐ Ängste
- ☐ Unzufriedenheit mit meiner Lebenssituation (Wohnung, Finanzen)
- ☐ Konflikte z. B. in der Partnerschaft, mit Kindern, mit Verwandten
- ☐ Langeweile
- ☐ Pessimistische Denkweise

_____

_____

_____

_____

_____

Scham (Peinlichkeit) oder Minderwertigkeitsgefühl: Scham braucht Ermutigung. (Vielleicht bevorzugst du dann weiches Essen wie Schokolade oder Eis?) Aber auch sich schuldig zu fühlen, zum Beispiel weil du dick bist, dich ständig überisst und dich nicht beherrschen kannst, erzeugt ein Schamgefühl, weil du dich nicht selbst kontrollieren kannst. Dicke werden manchmal gedemütigt, was große Scham erzeugen kann. Der/die lustige Dicke versucht das zu verdecken. Fühle trotzdem den folgenden Satz: Ich bin wertvoll, auch mit der ungeliebten Körperform.

Wut: Das Gefühl von Wut braucht Trost, zum Beispiel indem durch das Essen die Erinnerung an tröstliche Zeiten bei Oma heraufbeschworen werden. Bei Ärger ist der Kiefer angespannt und die Schultern sind hochgezogen. (Liebst du dann vielleicht knuspriges Essen?)

Hilflosigkeit, Müdigkeit: Mit der Nahrung versuchen wir, Energie aufzunehmen oder Nervosität zu bekämpfen. Aus Kraftlosigkeit verzehren wir ungesundes Essen. Ausruhen, Pausen und Bodyarbeit sind besser, als sich zu überessen! Einige Menschen kommen geschafft von der Arbeit und greifen sofort zum Essen. Ein besserer Weg ist es, bevor die Müdigkeit massiv kommt, für 10 Minuten zu meditieren: Was brauche ich jetzt wirklich?

Stress kommt zustande durch Erschöpfung, Arbeitsüberlastung und Überforderung. Ungesunde Stressbewältigung findet manchmal mit Essen statt. Gesund wären aber Bewegung und Meditation, in der du erforschen kannst, wodurch der Stress entstanden ist. Stressessen ist eine Art Fluchtweg, um aktuellen, schlechten Gefühlen zu entkommen. Auch emotionale Erschöpfung kann zu Übergewicht führen, wenn diese nicht beachtet wird. Ein weiterer Stressfaktor stellt die fehlende Möglichkeit dar, sich abzugrenzen, zum Beispiel ständig erreichbar zu sein, Unsicherheit, mangelndes Selbstwertgefühl, sich nicht geliebt fühlen, sich nicht gut genug fühlen. (Hier werden die Selbstwertübungen aus diesem Buch sehr wichtig, Seite 59).

Einsamkeit: Du fühlst dich ignoriert, was Frust auslösen kann. Essen ist das Einzige, was in diesem Moment vermeintlich Trost schaffen kann. Gefühle aus der Kindheit können hochkommen. Du fühlst dich allein, enttäuscht (von dir selbst oder von anderen). Sich gelangweilt, ausgegrenzt oder leer zu fühlen, ist ein weiteres ähnliches Gefühl, das zum Überessen führen kann. Es gibt einen Zusammenhang zwischen Einsamkeit und unkontrolliertem Essverhalten. Isoliert lebende Menschen haben unregelmäßigere Essenszeiten – und Einsamkeit kann ein massiver Stressfaktor sein.

Trauer, Traurigkeit: ist ein seelischer Schmerz nach einem Verlust oder Unglück, zum Beispiel einer Trennung. Das

Gefühl von Traurigkeit sucht Halt – und findet ihn vielleicht im Essen.

Glück: Erstaunlicherweise kann auch aus Glück ein Überessen resultieren. Mit geringem Selbstwert denkst du vielleicht, dass du eigentlich kein Glück verdient hast, sodass du dich überisst, weil du die Glücksgefühle nicht entsprechend ausleben kannst. Vielleicht bist du ein Belohnungs-Esser. Sobald die Arbeit erledigt ist, folgst du dem Motto: »Wenn sonst schon keiner mitbekommt, was ich geleistet habe, gönne ich mir wenigstens selbst etwas Gutes.« In gleichem Maße, wie du dich für deine Leistungen belohnen möchtest, ärgerst du dich in der Regel kurz darauf über deinen unkontrollierten Essens-Ausbruch. Die Folge: Der Stress nimmt weiter zu, du gerätst in eine Spirale aus Stress und Belohnung.

Auch wenn sich Gefühle kurzfristig unterdrücken lassen, verschwinden sie doch nicht – deswegen ist es besser, sie zu akzeptieren. Gefühle zu unterdrücken, führt dann oft zu weiterer Niedergeschlagenheit. Wird zum Beispiel Unsicherheit verdrängt, kann noch Scham dazukommen und damit das Gefühl der Unsicherheit verstärken.

Dein Verständnis für deine eigenen noch so komischen Gefühlslagen hilft entscheidend dabei, diese zu verändern. Dazu gehört auch, zu schauen, in welcher Situation welche Gefühle auftauchen, und diese dann anders zu bewerten. Wenn

beispielsweise die beste Freundin nicht anruft, ist das nicht Ablehnung, sondern kann viele andere Gründe haben.

Körpersprache beeinflusst die Gefühle

Mit Veränderungen in der Körpersprache kannst du deine Gefühle ein Stück weit beeinflussen. Hängende Schultern sind zum Beispiel ein Indiz für Mutlosigkeit, während eine aufrechte Haltung mit angehobenem Kinn Zuversicht signalisiert.

Hier eine Auswahl möglicher körperlicher Antworten auf Gefühle, die wir oben schon kennengelernt haben:

Angst: bewusst wahrzunehmen, kann auch körperliche Symptome erleichtern. Entgegenwirkende Körperarbeit: Schultern zurück, Kopf hoch, tiefe Bauchatmung.

Scham, Minderwertigkeitsgefühl: Brustkorb zeigen, Lächeln, entspanntes Gesicht.

Wut: Schultern und Kiefer entspannen, inneres Lächeln. Einige Menschen greifen zu Lebensmitteln, wenn sie sich aufregen. Besser ist es, sich abzureagieren, zu laufen, bis der Ärger verflogen ist, oder ins Kopfkissen zu schlagen, zu schreien, durchzuatmen und andere Mind-Body-Übungen zu machen [3].

Stress, Müdigkeit: Ausruhen, Pausen und Bodyarbeit sind besser, als sich zu überessen!

Erkunde deine Gefühle

Es ist wichtig, dass du deine Gefühle wahrnimmst – und sie danach wieder loslässt. Finde heraus, in welchen Situationen diese Probleme genau aufkommen. Folgende Fragen kannst du dir zur Gefühlserkundung stellen:

- Mit welchem Gefühl hast du des Öfteren zu tun?
- Gab es eine Situation, in der eine Emotion so stark war, dass du zu viel essen musstest, um dieses Gefühl zu betäuben? Wie kam es dazu?
- Wurde dir früher von anderen (zum Beispiel den Eltern) gesagt, dass du dick bist? Was hast du dabei empfunden? Was hat das ausgelöst?
- Was könnte dir die Befriedigung verschaffen, die dir das Essen jetzt vermeintlich gibt?
- In welchen Situationen greifst du zum Essen? Welche Gefühle spürst du dabei?

Lass dir ja nicht einreden, dass zu viel zu essen nur von mangelnder Willensschwäche kommt! Natürlich isst du manchmal oder öfter zu viel. Aber von Schuld zu sprechen, wie das viele machen, hilft dabei gar nicht. Natürlich ist es deine Verantwortung, wenn du zu viel isst. Aber es ist eben nicht nur eine Willensfrage, sondern eine Art, auf die du Stress bewältigen willst.

Weitere Gründe für Übergewicht

Abgesehen davon gibt es noch viele andere Auslöser von Übergewicht, wie zum Beispiel körperliche Dysbalancen von Insulin, Schilddrüsenprobleme wie die Autoimmunkrankheit Hashimoto-Thyreoiditis (Symptome sind ähnlich denen der Schilddrüsenunterfunktion) [4] oder Hormone. Eine Schilddrüsenunterfunktion kann ebenfalls die Ursache für Heißhungerattacken sein und senkt den Kalorienbedarf. Ich kenne Fälle, wo sich die Frauen gewundert haben, dass sie immer müder wurden, nur noch auf der Couch vor dem Fernseher lagen, immer dicker und deshalb von ihren Ehepartnern verlassen wurden. Bei Müdigkeit lass deine Blutwerte beim Arzt durchchecken.

Schritte zur Gefühlswahrnehmung

Mit diesem Kapitel möchte ich dir helfen, dich in deinem Körper wohlzufühlen. Frage dich: Mit welchen Gefühlen hattest du es zu tun, bevor du einen Überessanfall bekamst? Wie war die Situation und deine Reaktion darauf?

1. Was hilft gegen Überessen?

Finde heraus, welche Strategien dir helfen, ruhig zu werden, und so verhindern, dass du dich überisst. Für viele Menschen ist Meditation sehr hilfreich: Dabei werden sogenannte klassische Stresszonen wie der Schulter-Rücken-Bereich und die Atmung entspannt. Beim Meditieren gehst du vom Denken ins Körpergefühl. Denken und Fühlen sind beim Gefühlshunger gleich wichtig, wobei das Fühlen bei den Entscheidungen für oder gegen das Überessen oft siegt. Ein solcher Mechanismus, der irgendwann als Autopilotmodus wahrgenommen wird, stellt sich immer dann ein, wenn du ohne Verbindung zu deinen Gefühlen bist. Wenn du an dieser Verbindung arbeitest und immer mehr innerer Frieden in dir ist, kann der unkontrollierbare Appetit niedriger werden und bleiben.

2. Wage einen Blick hinter die Esslust

Woher kommt die übermäßige Lust zu essen? Um das herauszufinden, solltest du dich selbst in Ruhe wahrnehmen. Du kannst dafür bestimmte Zeiten festlegen, zum Beispiel gleich nach der Arbeit, morgens oder vor dem Schlafengehen. Lege dich hin, fühle in dich hinein und höre deine inneren Stimmen, die kleinen Teufelchen, die dich an den Kühlschrank locken, die dich überlegen lassen, was du jetzt essen könntest – das ist die Essgier. Nicht ins Bewusstsein gehoben versetzt dich diese Gier in einen Trancezustand, bei dem du dich nicht spürst, sondern nur noch essen willst. Dieses Verlangen ist unglaublich stark, solange es schalten und walten kann, wie sie will. Wenn du dich deswegen schlecht fühlst, füttert das die Gier nur weiter an. Und danach schämst du dich wieder – eine Einladung

zum mehr Essen. Du kannst sie nur bändigen oder ihr nicht mehr so viel Raum geben, wenn du in dich hineinspürst. Der schöne Nebeneffekt ist: Schaust du der Gier ins Gesicht, dann fühlst du dich besser. Erst dann kannst du Alternativen zum (Über-)Essen als Beruhigung angehen. Erst wenn du die mit Essen betäubten Gefühle identifiziert hast, kannst du auch deine Bedürfnisse ohne Essen befriedigen.

>> *Gewohnheiten kann man nicht aus dem Fenster werfen, man muss sie Stufe für Stufe treppab tragen.* <<
Mark Twain

Es ist es hilfreich, wenn du in »guten Zeiten« für die »schlechten Zeiten« vorgesorgt und dir vorher überlegt hast, was und wie viel du essen könntest, z.B. wenn du müde nach Hause kommst. Das Schöne dabei ist: Wenn du das so machst, entwickelst du mehr Selbstliebe, denn du weißt, dass es dir guttut, nicht irgendwas oder viel zu viel zu essen. Essimpulse, die aus dem Inneren und unbewusst auftauchen, kannst du viel besser regulieren, wenn du dir Alternativen ausgedacht hast. Heißhungerattacken kannst du abmildern, wenn du gute Nahrungsmittel, die du nicht so schnell in großen Mengen essen kannst, zu Hause oder als Snack in der Tasche dabeihast. Oder du trinkst einfach ein großes Glas Wasser. Sei freundlich und hartnäckig mit dir, denn Verhaltensänderungen geschehen nicht von einem Tag auf den anderen.

Welche Gewohnheiten machen mich dick?

- [ ] Ich esse meistens schnell (ca. 10 Minuten pro Mahlzeit).
- [ ] Zwischen den Hauptmahlzeiten nasche ich gerne.
- [ ] Wenn es schmeckt, esse ich, auch wenn ich satt bin.
- [ ] Ich esse, wenn ich traurig bin.
- [ ] Ich esse, wenn ich einsam bin.
- [ ] Ich esse, wenn ich Stress habe.
- [ ] Ich esse, wenn ich enttäuscht bin.
- [ ] Ich esse, wenn ich wütend bin.
- [ ] Ich esse, wenn ich glücklich bin.
- [ ] Ich esse, wenn ich stolz auf mich bin, mich belohnen will.
- [ ] Ich esse, weil andere gerade essen, auch wenn ich keinen Hunger habe.
- [ ] Bei Festen esse ich mehr als gewöhnlich.
- [ ] Ich schlinge mein Essen häufig, ohne genug gekaut zu haben.

_____

_____

_____

_____

_____

Du kannst auch überlegen, warum du so viel gegessen hast. Schreib einfach deiner Essgier einen Brief, in dem du ihr mitteilst, warum du sie gebraucht hast und warum du sie zukünftig nicht mehr brauchen wirst. Hier ein Beispiel für das, was in so einem Brief stehen könnte. Vielleicht überrascht dich das, aber dieser »Freund« begleitete dich ja schon eine ganze Weile. Hast du den Brief geschrieben, stecke ihn in einen Umschlag, verschließe ihn und adressiere ihn an dich.

Liebe/r Freund/in mit dem Namen Essgier,

du hast mir Sicherheit gegeben, wenn ich erschöpft oder traurig war, indem du immer da warst und mich abgelenkt hast von schlechten Gefühlen. Das warme Gefühl gab mir Kraft und Genuss, der schnell abrufbar war. Danke dafür. Du hast mir gut gedient. Jetzt brauche ich aber Ruhe – und damit auch Ruhe vor dir. Ich brauche dich nicht mehr und werde ab heute mit diesen Gefühlen anders umgehen.

Liebe Grüße von _____

3. Wäge Vor- und Nachteile ab

Eine andere Methode ist die Gedankenarbeit und das Abwägen von Vor- und Nachteilen als Vorbereitung einer Verhaltensänderung. Hier geht es ganz konkret um das Abnehmen als Ziel. Dabei werden die Vorteile des Abnehmens und die Nachteile der Gewichtsabnahme gegenübergestellt. Denn wenn die Vorteile überwiegen, lohnt sich die Verhaltensänderung. Mache eine Liste, in der du – wirklich ehrlich – Vor- und Nachteile des Abnehmens gegenüberstellst, wie auf einer Waage.

Vorteile des Abnehmens
- mehr Selbstachtung
- Komplimente
- gesünder
- mobiler
- keine Gelenkschmerzen mehr
- modische Kleidung

Nachteile des Abnehmens
- den Schutzpanzer verlieren
- Angst vor Übergriffen von verschiedenen Seiten
- kein Esstrost mehr

Damit du es wirklich schaffst, abzunehmen, müssen dir deutlich mehr Vorteile als Nachteile einfallen, denn wenn die Vorteile überwiegen, »lohnt« die Verhaltensänderung. Wie sieht deine eigene Waagenverteilung aus? Gibt es mehr Vorteile als Nachteile?

Jeder Entscheidung geht ein Prozess voraus, in dem du Ziele, Probleme, Konse-

Überessen – ausgelöst durch das familiäre Umfeld

Als Kind fühlten sich manche von uns nicht wertvoll. Dieses traurige Gefühl schwächen wir mit Essen ab. Langfristig hat das weitreichende Folgen, die eher einer Selbstbestrafung ähneln.

Oft manifestiert sich das Überessen im familiären Umfeld. Hänseleien oder frühe Bemerkungen von Eltern oder Geschwistern über den Körper eines Kindes oder Jugendlichen können ein Auslöser für Frust sein, der unbewusst durch Essen kompensiert werden soll. Es gibt keine typischen Familienstrukturen, die als krankmachend gelten. Kinder aus behüteten Familien haben genauso Naschanfälle wie Kinder aus Familien mit vielen Konflikten. Dennoch sind einige familienbedingte Faktoren von besonderer Bedeutung. So werden bei einigen Familien Konflikten vermieden und die Eltern neigen dazu, ihre Kinder zu stark zu behüten. Oder es gibt sehr heftige Konflikte, und die Eltern zeigen wenig Einfühlungsvermögen. Die Folge ist häufig ein niedriges Selbstwertgefühl. Dies drückt sich oft in tief verwurzelten Grundannahmen über sich aus. Hier ist es also sinnvoll, den Selbstwert als erwachsene Person zu stärken (Seite 59). Alternativen zum Essen, die länger glücklich machen können, kannst du in den Mind-Body-Methoden finden.

Mehrere Studien haben gezeigt, dass Verletzungen und Belastungen in der Kindheit potentielle Risikofaktoren für Übergewicht im Erwachsenenalter sind [5]. Eine ganz spezifische und fatale Mutter-Tochter-Bindung – so die erfahrene Psychotherapeutin Catherine Herriger – bildet meistens die Ursache für das Entstehen der Esssucht [6]. Eine Essstörung kann unter anderem an einer nicht geglückten Mutter-Kind-Beziehung liegen, die sich in mangelnder Liebe oder in einer Überbehütung äußert. In beiden Fällen fühlt sich das Kind gefühlsmäßig enttäuscht, weil es nicht so anerkannt und geliebt wird, wie es ist. So kann eine falsch verstandene mütterliche Liebe zum Esszwang führen. Frauen mit massivem Übergewicht leiden nicht nur unter ihren Pfunden und den Reaktionen ihrer Umwelt, sondern auch unter mangelndem Selbstvertrauen.

Mit ihrem protesthaften Essverhalten können sich Kinder gegen ihre sehr dominanten Mütter bzw. Eltern zur Wehr setzen. Fällt es Kindern schwer, nein zu sagen und sich abzugrenzen, flüchten sie oft in das ausufernde Essen als eine stille Form des Widerstands. Diese Ohnmachtserfahrungen aus der Kindheit werden mit der Ohnmachtserfahrung beim Überessen wiederholt.

Noch tiefer können Kindheitserfahrungen eingegraben sein, wenn es um psychische oder physische Gewalterfahrungen geht. Kinder können Gewalt von Eltern nicht verstehen. Deshalb geben sie sich oft selbst die Schuld und denken, dass sie die Gewalt als Bestrafungen verdient haben. Dies schwächt ihr Selbstbewusstsein. Deshalb gehe ich in diesem Buch explizit auf die Themen Selbstbewusstsein (Seite 58) und Arbeit mit dem inneren Kind (Seite 35) ein. Als Erwachsene haben wir nun aber zum Glück die Möglichkeit, unseren Frust zu verarbeiten, herauszuschreien. Bei der Arbeit mit dem inneren Kind kannst du deine individuellen Erfahrungen erforschen. Elterliche Glaubenssätze könnten sich verfestigt haben, zum Beispiel: »Du bist dick!« Wenn die innerliche Überzeugung sich manifestiert, dass

man nicht so ist, wie die Eltern es möchten, ist es schwierig, sich selbst anzunehmen.

An mir selbst habe ich beobachtet, dass ich im Affekt gegessen habe, um schlechte Gefühle aufzulösen oder mich von ihnen abzulenken. Ein unangenehmes oder negatives Gefühl klingt allerdings mit zunehmender Ausgeglichenheit und mit der Zeit von alleine ab. Nachhaltige Zufriedenheit erreiche ich nicht durch Sättigung mit Nahrung, sondern indem ich mir selbst mit Dingen etwas Gutes tue. Immer wieder musste ich mir klarmachen, wie das Unterbewusste und die Gefühle ineinandergreifen: Müdigkeit, Schmerz, Unruhe, Stress oder Zorn werden wesentlich besser durch sanfte Aufmerksamkeit und Akzeptanz von diesen negativen Gefühlen aufgelöst als durch Fressattacken. Dabei ist es wichtig, dass du weniger kritisch und hart mit dir umgehst und dir mit Freundlichkeit statt mit Selbstkritik begegnest. Denn erfolgreiches Abnehmen nimmt insbesondere die Seele in den Blick. Was ist nun die Seele? Das Selbstverständnis und Streben des Menschen nach Sinn, weshalb ich das »Nähren« mit den Mind-Body-Methoden so wichtig finde.

Praxistipp: Selbst-belohnung ohne Essen

Immer dann, wenn du deine Ess-gier besiegt hast (zum Beispiel kein süßer Riegel am Nachmit-tag), wirfst du den Gegenwert der Süßigkeit oder einfach nur eine Münze in eine Spardose. Von dem Geld kannst du dir dann eine tolle Belohnung leisten (zum Beispiel eine Massage oder ein Wellness-erlebnis).

quenzen und Infos auslotest, bewusst oder unbewusst. Betrachte künftige Ent-scheidungen bewusst: Essen oder nicht essen? Was essen?

4. Was hilft ganz praktisch?

Du kannst deine automatischen Ess-gier-Gedanken umwandeln, indem du in-nehältst, aus der Situation herausgehst und dir deiner aktuellen Gefühle klar-wirst. Auch hier hilft es, wenn dir be-wusst wird, dass du wieder in automa-tisierte Gedankengänge kommst, zum Beispiel im Supermarkt oder auf der Couch daheim.

Das hört sich jetzt ein bisschen theore-tisch an. Deshalb ein Beispiel: Nach der Arbeit machst du dich müde auf den Heimweg und kommst an einem Kiosk vorbei. Dann könnte dir automatisch der Gedanke kommen: Jetzt ein Riegel, dann habe ich wieder Energie. Besser wäre es aber, wenn du dir eine Alternativliste zu-sammenstelltest, auf der Sachen stehen, die auch wach und energiegeladen ma-chen wie Musik (Melodien wirken di-rekt auf unsere Gefühlswelt), Progressive Muskelentspannung usw. Natürlich soll-test du diese Liste dann auch dabeihaben. Sei kreativ, überlege, was dir gefällt!

Wichtig dabei ist: Achte auf die Trig-ger (Auslöser), die emotionales Essen bei dir hervorrufen, zum Beispiel Frust. Trig-ger können aber auch Gefühle oder Orte sein, die mit einem scheinbar positiven Gefühl verbunden sind (zum Beispiel der Softeisstand mit Urlaub). Es gibt übri-gens auch externe Trigger wie ein üppi-ges Gratisbuffet.

Unterbrich diese negativen Verhaltens-muster sofort, indem du aus der Situation herausgehst. Verbanne Auslöser-Lebens-mittel völlig aus deiner Wohnung. Wenn das nicht möglich sein sollte, schaffe sie wenigstens außer Sicht- und Reichweite. Überlege vorausschauend in guten Zeiten für die schlechten: Welche Risikosituati-onen gibt es bei dir? Gibt es eine gewisse Uhrzeit? Oder Orte wie die Bäckerei?

Denke an das, was du schon gut geschafft hast und was dir geholfen hat. Welche Bewältigungsmethoden haben schon ein-mal geholfen? Dann kannst du sie öfter anwenden. Welche Bewältigungsmetho-den nimmst du dir vor?

Was mache ich unbewusst?

Zur Mind-Body-Methode gehört auch das Gefühlsmanagement, denn der Kontakt mit unserem Inneren ist nährend und zeigt dir deutlich, warum du so viel essen willst. Trägst du Gefühle aus der Vergangenheit unbearbeitet in dir herum? Dann ist es gut, genau hinzuschauen, damit du alle Widerstände/Hindernisse aus dem Weg räumen kannst, denn Gefühlsunterdrückung ist anstrengend, sodass es sogar zu einer emotionalen Erschöpfung kommen kann. Zur Selbsterforschung am Anfang des Abnehmprozesses ist die Arbeit mit den »inneren Kind« äußerst hilfreich. Denn das innere Kind kann unsere Entscheidungen und Emotionen auch heute noch beeinflussen. Mit der Inneren-Kind-Arbeit kannst du das ändern, indem du dich von den Glaubenssätzen der Kindheit löst.

Unbewusst kann man in kindlichen Handlungsmustern stecken. Deshalb ist es gut, sich mit diesen Gefühlen aus der Vergangenheit zu beschäftigen. Betroffene berichten, dass sie wie ferngesteuert essen. Aber was in uns löst diesen Essautomatismus aus? Das Unbewusste ist häufig schneller in der Entscheidung als der Verstand: 99% der Entscheidungen laufen unbewusst ab. Wir sind sozusagen die Letzten, die erfahren, was unser Gehirn vorhat und wie es uns beeinflusst. Deshalb schaltet das Gehirn, so oft es kann, auf Autopilot. »Bloß nicht nachdenken«, lautet die Devise. »Wir sparen unsere Kraft für Neues, eventuell Gefahrvolles auf«, sagt der Neurowissenschaftler Gerhardt Roth von der Universität Bremen. Warum werden unterdrückte Gefühle manchmal durch Essen kompensiert?

Abnehmen mit dem inneren Kind

>> *Es ist nie zu spät, eine glückliche Kindheit zu haben.* << *[7]*
Ben Furman

Was ist nun genau das »innere Kind«? Erfahrungen in der Familie können Einfluss auf das Essverhalten haben. Prägungen aus der Kindheit können unbewusste Programme und Gefühle ablaufen lassen, wie das beim Überessen stattfindet. Das innere Kind steht für Gefühle sowie Glaubenssätze, die wir in frühester Kindheit entwickelt haben. Es symbolisiert die gespeicherten Gefühle, Erinnerungen und Erfahrungen aus der eigenen Kindheit. Ein Beispiel: Wurdest du als Kind öfter mit Schokolade getröstet? Hat dir das ein beruhigendes und gutes Gefühl gegeben? Dann ist es auch verständlich, dass du in bestimmten emotional schwierigen Situationen wie Trauer oder Frust Heißhunger auf Schokolade bekommst.

Viele Programmierungen aus der Kindheit, zum Beispiel »Iss den Teller leer!«, kennen einige. Leider auch die Belohnung mit Essen, die bis zum Erwachsenenalter vorhalten kann. Ist das innere

Kind bockig, befürchte es vielleicht eine Einschränkung der persönlichen Freiheit. Das kann von einer kontrollierten Kindheit kommen, durch die ein reflexartiger Widerstand entsteht. Zögern hilft hier nicht, besser du tust so, als ob du den Widerstand gut überwinden könntest. Wenn du dich mit deinen Gefühlen auseinandersetzt, wiegen sie nicht mehr so schwer.

Bei einer Diät wird nicht die Ursache des Gewichtsproblems bekämpft, sondern nur die Symptomatik. Deshalb lohnt es sich für dich, die dahinter verborgenen Gründe für deine Esssucht zu erforschen. Unser Essverhalten und die Figur haben viel mit unserem Gefühlsleben zu tun und werden schon in frühester Kindheit unbewusst geprägt. Die Verbindung von »satt« und »zufrieden« wird schon ganz früh im Säuglingsalter beim Stillen geschaffen. Ich finde es immer wieder bewundernswert, wie unmittelbar Babys ihre Bedürfnisse ausdrücken können, zum Beispiel mit lautem Schreien.

Mit übermäßigem Essen schaden wir uns selbst, manchmal wollen wir uns aber nur an unseren Eltern rächen. Dies ist dann im Endeffekt allerdings eine Selbstbestrafung. Fett kann auch ein Panzer gegen seelisches Ungleichgewicht sein, zum Beispiel: »Ich will mich belohnen.« – »Ich bin müde.« – »Nun ist doch alles egal. Essen ist das einzige Schöne, was ich habe.« Bring dir den gleichen Respekt entgegen, mit dem du auch von anderen Menschen behandelt werden willst. Am besten nimmst du mit dem inneren Kind ab, indem du die Gefühle des Kindes ernst nimmst und es ggf. tröstet. Wie war es in deiner Kindheit, hat man deine Empfindungen ernst genommen?

Kinder lehnen sich öfter mal gegen elterliche Essregeln auf. Bei einigen Jugendlichen ist es die Magersucht, andere essen zu viel, um ja nicht so zu sein wie die Eltern. Es ist nicht sinnvoll, dem inneren Kind die Schokolade rigoros zu verbieten, sondern du solltest es lieber fragen, warum es so viel essen muss. Du kannst ihm dann das Gefühl geben, dass es so okay ist, wie es ist. Es kann nämlich sein, dass du dich überisst, wenn du gefühlsmäßig im verletzten Kindheits-Ich bist. Die Kindheitserfahrungen, die in uns gespeichert sind, können aber auch wieder verblassen, wenn wir uns mit diesen Gefühlen beschäftigen. Das geht nicht nur mit Nachdenken, sondern sogar besser mit Meditieren, da du dann im Gefühl bist: Beim Meditieren kannst du gut mit diesem Teil in dir in Kontakt kommen. Vorschläge für Meditationen auf YouTube findest du im Serviceteil (Seite 117). Probiere aus, welche dich ansprechen.

Nach dieser Arbeit mit dem inneren Kind kannst du ganz anders auf diese möglicherweise belastenden Erfahrungen schauen. In dem Moment, in dem Essen zur Gefühlsbetäubung wird, solltest du deine innerste Überzeugung hinterfragen.

Liebevoll zum starken Ich sein heißt:
- auf die Gefühle des inneren Kindes hören,
- die negativen Gefühle des inneren Kindes erforschen und
- die Wünsche des inneren Kindes wahrnehmen (einige finden es schön, dem eigenen inneren Kind ein Stofftier zu kaufen).

Das Kind, das du warst, solltest du des Öfteren umarmen und lieben. Hilfreich ist auch ein Selbstgespräch in Kindersprache oder ein Gespräch mit einer Person, die dir hilft: »Die Mama war immer so bestimmend, das hat dich traurig gemacht, das war nicht deine Schuld.« [8] Nimm deinen Anteil des traurigen inneren Kindes (Schattenkind) auf den Schoß und tröste es. Erkläre, dass du seine Ängste verstehst. Nimm das Schattenkind an, ohne ihm die Führung zu überlassen. Erkläre, dass du, der innere Erwachsene, für es da bist. Mache ihm Mut, dass ihr das gemeinsam schaffen werdet. Du kannst den Anteil deines inneren Kindes, das Spaß und Spiel mag (Sonnenkind) befragen, weswegen es das Überessen so liebt. Im Essrausch sagt es vielleicht: »Ich kann später aufhören.« [9] Finde deine positiven Glaubenssätze, die mit dem Überessen zusammenhängen. Wenn du dich schlecht fühlst (Kopfschmerzen, Bauchweh), wenn du etwas Ungesundes gegessen hast, kannst du nachdenken, dabei tief und achtsam atmen.

Das innere Kind hat Hunger und der innere Erwachsene muss aufpassen, dass er die Gefühle nicht hinunterschluckt. Werde zum besten Freund deines inneren Kindes. Als Erwachsene können wir zum Glück den Hunger des Kindes, das wir einmal waren, nachträglich stillen, nämlich mit unserem inneren Kind. Das Eltern-Ich ist dabei das Denken und Verhalten, das von den Eltern übernommen worden ist. Das Erwachsenen-Ich ist das Verhalten und Denken, das im Jetzt reagiert. Und das Kind-Ich ist das Verhalten und Fühlen, das aus der Kindheit herrührt und im Jetzt wieder abläuft [10].

Es gibt das kritische Eltern-Ich, das über uns schimpft und leistungsorientiert ist. Das fürsorgliche Eltern-Ich ist verständnisvoll. Auch du hast ein fürsorgliches Eltern-Ich, das dir liebevoll beim Abnehmprozess zur Seite stehen kann. Es kann dir die Angst vor den vermeintlichen Hungergefühlen nehmen. Es kann dich an die Hand nehmen und sagen: Alles ist gut. Die Elternstimme kann dir helfen, die wahren Bedürfnisse hinter dem Essdrang herauszufinden und dich beruhigen.

So kannst du bewusster mit deinen Gefühlen über dich umgehen und dir klarmachen, dass die meisten von ihnen nicht die Wahrheit widerspiegeln, die dir in der Kindheit über dich vermittelt wurde. Der innere Dialog könnte dann so aussehen:

Kind-Ich: Ich will Schokolade!
Eltern-Ich: Die hat aber viel zu viele Kalorien!
Kind-Ich: Mir egal, ich will Spaß.
Fürsorgliches Erwachsenen-Ich: Ein kleines Stück würde doch erst einmal genügen. Geh doch lieber spielen/tanzen.
Kind-Ich: O.K.

Wenn du verstehst, dass auch diese widerstreitenden Stimmen in dir sind, erkennst du, warum deine Abnehmpläne durchbrochen werden. Versuche, die Stimme des fürsorglichen Eltern-Ichs mit selbstliebenden Maßnahmen zu stärken, zum Beispiel mit einer Meditation oder mit achtsamem Yoga.

Versuche, ein inneres Gespräch zu führen, statt Ablenkungen wie Essen, Alkohol oder Fernsehen zu suchen, die nur betäuben. Frage dich: Wie fühle ich mich in diesem Moment und was brauche ich wirklich? Sprich beruhigende Worte wie »Es ist okay, wenn du gerade ein solches Gefühl durchlebst, ich werde dir immer

Praxistipp gegen Überessen

Beim nächsten Überessen beobachte dich liebevoll. Du kannst dein inneres Kind beruhigen, indem du ein Selbstgespräch führst oder dich mit Meditationen beruhigst.

helfen, du bist nicht allein, wir machen nun den ersten kleinen Schritt zusammen. Ich weiß, es ist schwierig, aber ich kümmere mich um dich. Du bist sicher.« [11] Oder: »Ich weiß, dass du gerade viel Schokolade essen willst, aber die braucht dein Körper nicht. Gibt es etwas, das du stattdessen brauchst (zum Beispiel Ruhe, Anregungen, Reize wie Musik usw.)?« Nur wer die Schwierigkeiten der Kindheit abgelegt hat, hat die Chance das Überessen zu ändern.

Dein inneres Team

Das Modell des inneren Teams nach Schulz von Thun [12] macht unser Seelenleben greifbarer und gibt uns eine Methode an die Hand, mit der wir das innere Durcheinander beherrschen können. Die inneren Selbstgespräche sind uns oft nicht wirklich bewusst und laufen auch häufig in kürzester Zeit ab. Etwa, wenn ich entscheiden muss: Esse ich Fast Food oder koche ich gesund?

Die/der Bequeme in mir liebäugelt mit Fast Food oder der Pizza, denn das »geht schneller«, die/der Abnehmbewusste in mir mahnt vor Verfettung. Wie verläuft die Einigung? Schulz von Thun schlägt vor: »Heiße jede Stimme willkommen. Auch und gerade die, die vielleicht deinem Ich-Ideal zuwiderlaufen.« Hilfreich ist es, wenn du dir die Figuren bildlich vorstellst und sie in einer Teamkonferenz nach ihren Bedürfnissen fragst.

Auf der Abbildung findest du Beispiele für die »Teammitglieder«, die in dir wohnen können. Sie repräsentieren die Gefühlsanteile, die innerlich an dir zerren können, wenn es um das Zweifeln am Abnehmen geht. Diese Glaubenssätze habe ich einem Gefühl zugeordnet, zum Beispiel Zora, die bezweifelt, dass du das Abnehmen je schaffen wirst, oder Mechthild, die von Minderwertigkeitsgefühlen geplagt wird. Sie braucht Selbstachtung und Selbstliebe. Diese Namen haben natürlich keine realen Personen zum Vorbild, sondern ich habe sie passend zu den Charaktereigenschaften ausgesucht. Im dritten Schritt findest du heraus, was dieses Gefühl eigentlich braucht, in diesem Fall: Die Zweiflerin Zora braucht mehr Mut.

Die abgebildeten Teammitglieder sind die Kritischen, aber natürlich gibt es auch positive Anteile, die es zu bestimmen gilt. Das kannst du gleich ausprobieren: Fühle in dich hinein, denn dies ist ein wichtiger Schritt beim Abnahmeprozess. Nimm einige tiefe Atemzüge und setze dich bequem hin.

Vielleicht tut es dir gut, dein inneres Team bildlich darzustellen, denn das verdeutlicht deine individuellen inneren Anteile. Nimm dir ein Blatt Papier und zeichne das Team auf. Wenn du magst, kannst du dann deine inneren Teamanteile/Gefühlsanteile in die Tabelle eintragen.

Wie unterscheide ich echten Hunger von Gefühlshunger?

Einige Menschen sind nicht mehr in der Lage, körperlichen Hunger und Gefühlshunger voneinander zu unterscheiden. Wie nehme ich echten Hunger wahr? Echter körperlicher Hunger entsteht im Magen, unterhalb des Brustkorbs, und kann warten (im Gegensatz zum Heißhunger). Er hört auf, wenn er gestillt wird. Magenknurren, Schwächegefühle und Konzentrationsschwierigkeiten können echte Hungersymptome sein.

Oberhalb des Brustkorbs entsteht der Gefühlshunger, der plötzlich kommt und oft auf ein spezielles Nahrungsmittel gerichtet ist. Er kann von verdrängten Gefühlen kommen, weil du dich zusammenreißen möchtest. Gleichzeitig drängt dein Kopf danach, sofort etwas zu essen. Als Reaktion auf diese Art des Hungers wird oft mechanisch und gedankenlos gegessen, direkt danach folgen Schuldgefühle und Scham. Diese sollen überdeckt und betäubt werden – also isst du wieder. Der Teufelskreis beginnt, wenn schmerzvolle Gefühle so mit Essen überdeckt werden.

Bei Heißhunger hilft es, sich bewusst zu werden: Denke ich gerade negativ über mich selbst? Habe ich Stress? Oder einfach nur Durst?

Wenn du wirklich körperlichen Hunger hast, iss achtsam und immer ohne schlechtes Gewissen. Eine Sättigung be-

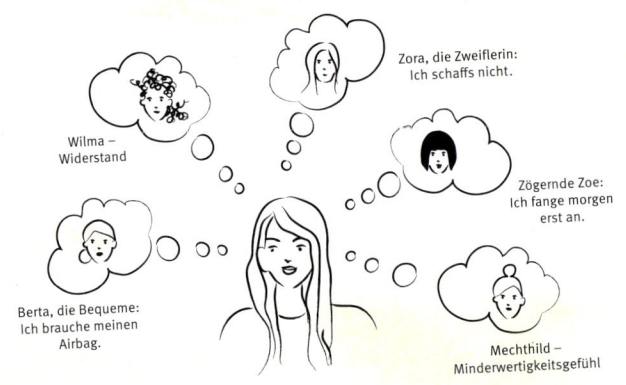

Wilma –
Widerstand

Zora, die Zweiflerin:
Ich schaffs nicht.

Zögernde Zoe:
Ich fange morgen
erst an.

Berta, die Bequeme:
Ich brauche meinen
Airbag.

Mechthild –
Minderwertigkeitsgefühl

Negative Gedanken	Name des Gefühls	Was braucht das Teammitglied?
Ich schaff es eh nicht abzunehmen.	Zora, die Zweiflerin	Mut, Unterstützung
Ich brauche meinen Airbag.	Berta, die Bequeme	Schutz
Vielleicht fang ich morgen an.	Zoe, die Zögernde	Handlungsbeginn
Ich bin dick, nichts wert.	Mechthild – Minderwertigkeits- gefühl	Selbstbewusstsein, Selbstachtung, Selbstliebe
Ich kann nicht aufhören zu essen.	Wilma – Widerstand	Achtsamkeit (Achtsamkeit ist die Aufmerksamkeit, bewusst im gegenwärtigen Augenblick zu sein.)

ginnt erst nach 20 Minuten, deshalb bitte langsam essen, bis du kein Hungergefühl mehr hast. Sonst wirst du bald schon wieder etwas essen wollen, weil sich ein unbefriedigendes Diätgefühl einstellt. Konzentriere dich auf dein Essen, das heißt nicht nebenher am PC arbeiten oder auf dem Handy lesen oder schreiben. Iss auch nicht im Gehen, denn dann ist die Verdauung gestört. Achtsam essen heißt auch mehr kauen, denn das hält länger satt.

Wenn du dich für das Nicht-Essen entscheidest, dann kannst du
• dich ablenken (Ortswechsel, spazieren gehen, lesen, Bodyübungen machen, auch um Zeit zu gewinnen), insbesondere, wenn die Situation es nicht zulässt, dass du dich mit deinen Gefühlen auseinandersetzt.

• entspannen (meditieren, Atemübungen machen, dich also um Seelennahrung kümmern) und ins Gefühl gehen, d.h. die Gefühle wahrnehmen und respektieren.

Appetit ist Hunger, der im Kopf stattfindet. Appetit spüren wir nicht körperlich wie den Hunger, sondern wir denken, wir wollten essen, weil das letzte Mal schon vier Stunden her ist. Auch Durst wird gerne mit körperlichem Hunger verwechselt. Durst beginnt schon, bevor der Hals trocken ist und ein leichtes Kratzen spürbar wird. Wenn sich der Magen also nicht eindeutig meldet, dann ist es eine gute Idee sein, erst einmal etwas Wasser zu trinken.

Interessanterweise ist Hunger ein Gefühl, das viele gar nicht mehr richtig kennen. Denn so richtigen Hunger hat hierzulande fast niemand mehr. Bei mir kommt

Um welche Art von Hunger handelt es sich?

Echter körperlicher Hunger	Emotionaler Hunger
Niedriges Energieniveau, Magenknurren (nicht andere Magengeräusche!).	Keine körperlichen Anzeichen.
Wenn du nach dem Essen satt bist, kannst du aufhören zu essen.	Du neigst dazu, mehr zu essen, als du brauchst.
Gefühl kommt allmählich und kann verschoben werden.	Hungergefühl kommt ganz schnell und muss dringend mit einem speziellen Nahrungsmittel befriedigt werden.
Kann mit verschiedenen Nahrungsmittel gestillt werden.	Spezielle Essgelüste wie Schokolade, Pizza usw.
Kein schlechtes Gewissen nach dem Essen.	Kann Schuldgefühle nach dem Essen auslösen.

richtiger Hunger eigentlich nur vor, wenn ich mich stark verausgabe, zum Beispiel beim Sport, oder wenn ich wirklich mal zu lange nicht zum Essen komme.

Gefühle zu erkunden, ist der Schlüssel zum richtigen Ernährungsverhalten. Essen als Ersatz hat schon Geneen Roth 2005 in ihrem Buch: »Essen ist nicht das Problem« beschrieben. Es ist also wichtig, dass du herausfindest, als welcher Ersatz für andere, vermeintlich nicht zu befriedigende Bedürfnisse und Wünsche dein Gefühlshunger steht. Warum haben wir nur so viel Angst vor dem Hungergefühl? Ist das die Angst vor einer Leere? Es kann sehr entspannend sein, sich Zeit zu nehmen und in den Körper hineinzuhorchen: Wo empfinde ich gerade dieses Gefühl? Was löst es in mir aus?

Auf deinem Weg der geistigen Umprogrammierung auf das Mindset-Abnehmen stelle ich dir hier einige Ideen vor:

- Das alte Programm kannst du unterbrechen, indem du einfach »Stopp!« sagst. Oder »Warte!«, »Halt!«
- Eine weitere Möglichkeit besteht darin, das schlechte Gefühl kurz auszuhalten und mit Dingen zu regulieren, die positive Empfindungen bewirken. Einigen hilft es, in die Hände zu klatschen oder die Arme hochzureißen.
- Entspanne deinen Körper und fühle, ob dich dann andere Gefühle überkommen als die Esslust.
- Achtsames tiefes Atmen kann dich dabei unterstützen. Den Atem zu verlangsamen, hilft uns, achtsam und bei unseren Gefühlen zu sein.
- Mache dir bewusst: »Ich kann das genauso gut etwas später essen. Jetzt gerade stelle ich mir vor, wie ich mich hinterher fühlen würde, nämlich mit Bauchschmerzen und einem schlechten Gefühl.«

Du kannst erst abnehmen, sobald du anfängst, dich selbst zu akzeptieren und deine Gefühle nicht mehr mit Essen zu kompensieren versuchst.

Praxistipp: Welcher Hunger überfällt mich gerade?

Den Unterschied zwischen den beiden Arten von Hunger kannst du herausfinden, indem du genau in dich hineinspürst: Sitzt das Hungergefühl im Bauch oder in der Brust? Du kannst dazu auch deine Hände auf den Bauch legen. Ist das Empfinden in Bauch oder Magen, ist es wirklicher Hunger, oberhalb der Brust ist es emotionaler Hunger. Der emotionale Hunger richtet sich oft auf ein bestimmtes Nahrungsmittel, kann auch mit aufwühlenden Ereignissen einhergehen und gibt dir das Gefühl, dass du gerade per Autopilot gesteuert wirst (es isst dich).

Mach eine Pause und überlege: Gibt es aktuelle Auslöser? Woher kommen sie? Welcher Hunger ist es? Wie fühlt es sich im Körper an, wenn der Essensdruck kommt? Findet in dir ein Kampf statt, bei der eine Seite in dir das Essen unbedingt braucht und die andere gegen das Verlangen ankämpft? Dann steige aus diesem Kampf aus, denn nur so bist du in deinen Entscheidungen und Wünschen frei.

Praxistipp: Gefühle wahrnehmen

Wie fühle ich mich gerade? Bin ich allein, ängstlich oder gar ärgerlich, durch etwas beschämt oder einfach nur gelangweilt? Bin ich gierig auf was auch immer oder hasserfüllt? Wenn ja, auf wen? Auf mich? Wem gilt diese Wut? Bin ich kränklich, vielleicht neidisch, fühle ich Trauer oder Selbstzweifel? Vielleicht ist es gar nicht Hunger, den ich verspüre, sondern Wärme, Kälte oder Müdigkeit? Immer wieder an den Unterschied zum echten Hunger zu denken, ist hilfreich. Es hilft auch, laut zu sagen: »Ich bin stark, ich schaffe das, ich werde es überleben. Das dauert nicht ewig. Was könnte schlimmstenfalls passieren?« Du kannst auch an einen positiven Moment in deinem Leben denken, das entspannt.

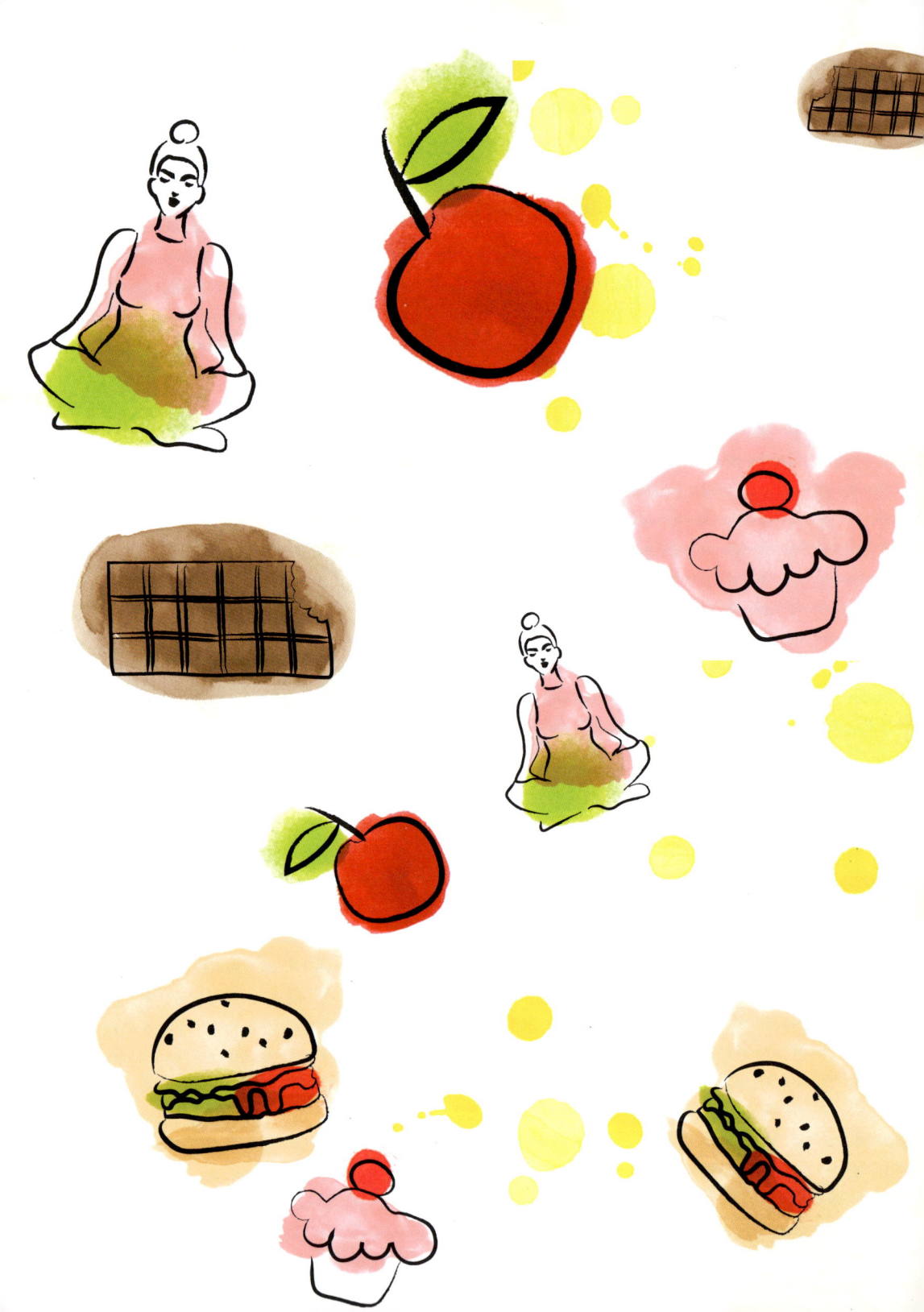

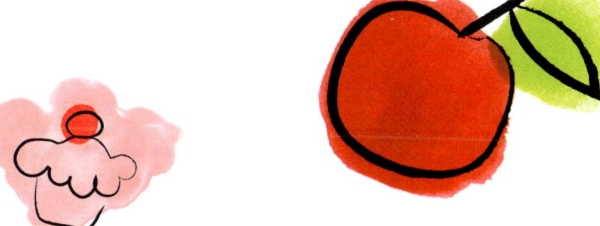
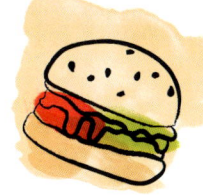
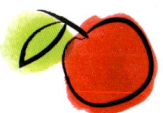

Step 2:
Endlich abnehmen!

Zügelloses Essen, Ärger darüber, Frust und wieder Essen – das kennst du sicher auch. Aber die Mind-Body-Übungen helfen dir beim Abnehmen.

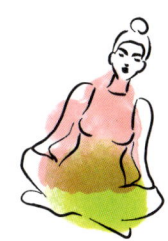
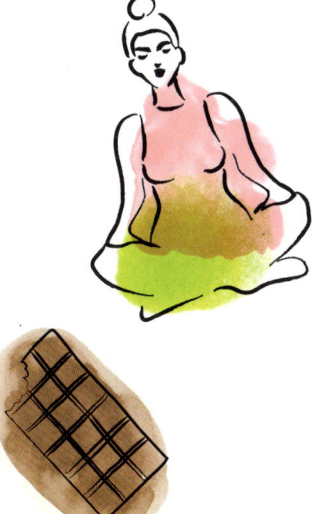
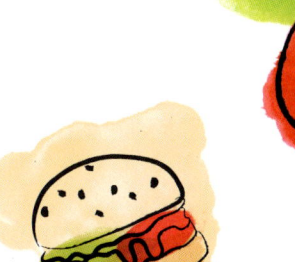
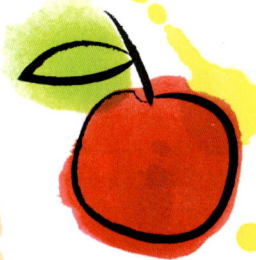

Mit Mind-Body-Übungen aus dem Teufelskreis

Wenn du deinen Körper lieben willst, musst du deine Seele füttern. Das hört sich kompliziert an, aber mit den Mind-Body-Übungen ist es gar nicht schwer.

Sicher kennst du diesen Teufelskreis auch: Du willst abnehmen. Also suchst du dir eine Diät aus. Aber Diät bedeutet Verzicht, also Stress. Dann ärgerst du dich in der Arbeit, bist total müde oder gestresst und fängst an zu essen. Du überisst dich wieder und nimmst zu statt ab. Darüber ärgerst du dich, bist enttäuscht von dir, denkst, du schaffst es nie. Aus lauter Frust isst du wieder, um deine negativen Gefühle zu beruhigen. Langsam beginnst du, an dir zu zweifeln, hast Schuldgefühle, kein Selbstwertgefühl mehr und du überisst dich immer wieder. Diesen Teufelskreis musst du unbedingt durchbrechen, um aus der immer wiederkehrenden Entscheidungsroutine auszubrechen. Durchbrechen kannst du ihn aber nur, wenn du dir für den Entscheidungsprozess genügend Zeit nimmst.

Ein weiteres Beispiel für den negativen Stress-Kreislauf bzw. den Zusammenhang von Gedanken, Gefühlen, Körperreaktionen und Verhalten [13]:

- Gedanke: Ich kann nicht abnehmen, Diät ist Stress.
- Gefühl: Ich bin enttäuscht, besorgt, habe Angst, krank zu werden.
- Körperreaktion: Muskelverspannungen, Kopfschmerzen
- Verhalten: Ich esse zu viel, mache keine Pausen usw.

Was tun, wenn der Heißhunger kommt?

Wie kommst du nun aber aus diesem Teufelskreis der Ess-Trance heraus? Ein neuer Kreislauf, der plant, umsetzt, überprüft und verbessert, wird dir dabei sehr helfen. Denn in extremen Gefühlslagen ist es schwierig, aus der Routine auszubrechen und nicht zu essen. Dabei kann dir ein vorab angefertigter Plan aber gut helfen.

Planen

Zuerst überlegst du dir, was du machen kannst, wenn dich der Heißhunger überfällt. Am besten machst du zwei Pläne: Plan A gilt, wenn du allein bist und Zeit hast, Plan B, wenn dem nicht so ist.

Plan A: Nimm das negative Gefühl wahr, analysiere es und stehe es durch. Bleib ruhig, es lässt sich gerade nicht ändern. Wo fühlst du die Emotion im Körper (Schultern, Magen usw.)?

Plan B: Nimm das Gefühl wahr und schalte den Robotermodus aus. Plane schnell verfügbare Alternativen, sorge mit stressmildernden Aktivitäten gut für dich, zum Beispiel ein Glas Wasser trinken, tiefe Atemübungen oder kurze Bodyübungen.

Umsetzen

Wenn es so weit ist, lass die Gefühle zu und stehe sie durch. Frage dich:
- Was will mir das Gefühl sagen?
- Wo fühle ich das im Körper?
- Identifiziere den Auslöser.
- Hinterfrage den Essimpuls: Welche Funktion hat das Essen für mich? Welche Gefühle wie Angst, Wut, Scham sind beteiligt?

Überprüfen

Nach einem Anfall von Heißhunger analysiere dein Verhalten:
- Wie gut hat mein Verhalten funktioniert?
- Habe ich die Kontrolle über meine Affekte?
- Übe ein neues Verhalten ein, bis es Gewohnheit wird und du die Kontrolle über die Affekte hast.
- Frage dich: Was will mir das Gefühl sagen? Körperliche Auswirkungen können ein eingeengtes Wahrnehmen und eine verminderte Willenskontrolle sein. Dabei sind Gefühlsreaktionen spontane Reaktionen auf externe Reize.

Verbessern

- Verabschiede dich von dem Gefühl und verändere es. Wichtig ist, dass du deine Bedürfnisse wahrnimmst (schlafen, entspannen …) und ins Handeln kommst.
- Du kannst dir ganz einfach Gutes tun, um Spannung abzubauen, zum Beispiel eine Kopf-Hand-Nacken-Massage. Ebenfalls sehr hilfreich sind Achtsamkeitsübungen: Ist meine Körperhaltung gerade?
- Überlege: Welche Handlungsalternativen habe ich?

- Positive Verstärker wirken Wunder. »Ich schaffe das!« ist ein wunderbarer Mutmacher.
- Zelebriere kleine Erfolge, indem du dich mit etwas belohnst (zum Beispiel ein heißes Bad nehmen, ein schönes Lied singen, eine »Erfolge«-Liste führen und den Erfolg aufschreiben).
- Auch lächelnd eine Siegerpose einzunehmen (Hände V-förmig nach oben strecken) gibt dir Mut.

Der Weg zu mehr Leichtigkeit führt über Körper, Geist und Seele, die eine Einheit bilden. Jeder Gedanke, den du denkst, löst ein Gefühl in dir aus und hat Einfluss darauf, wie du dich fühlst. Und jedes Gefühl wird in Körpersignale übersetzt. Was wir denken und fühlen, hat im Sinne von Mind-Body Auswirkungen auf:

- die Muskelspannung
- die Verdauung
- das Immunsystem
- deine Energie
- dein Wohlbefinden
- deine Körperhaltung
- deine Figur

Die Lösung: die Mind-Body-Methode

Aus dem oben beschreibenden Teufelskreis kommst du am besten mit der Mind-Body-Methode (Geist-Körper-Methode) heraus. Sich selbst annehmen ist bei dieser Methode das A und O. Hast du diese mentale Hürde überwunden, kannst du mit Leichtigkeit und Entspanntheit abnehmen. Das gelingt insbesondere mithilfe von Selbst-Beruhigungsmethoden und Selbstvertrauen durch Meditation. Das Denken darf dabei zur Ruhe kommen, denn das gibt Kraft.

Ein Team von Ärzten der Abteilung für Naturheilkunde der Kliniken Essen und des Immanuel Krankenhauses in Berlin erforscht und wendet die sogenannte Mind-Body-Medizin an. Diese Geist-Seele-Körper-Medizin wurde von der Harvard Medical School in Boston, USA, auf der Basis der Erkenntnisse der Stressforschung entwickelt. Sie stellt ein Gesundheitstraining dar, das Verfahren aus der Entspannungstherapie, Achtsamkeitsmethoden sowie Ernährungs- und Bewegungstherapie anwendet. Dadurch werden die Betroffenen in die Lage versetzt, Bewältigungsstrategien zu entwickeln, diese in ihren Alltag zu integrieren und so eine andauernde Veränderung der Lebensumstände zu bewirken.

Worin besteht nun das Besondere an der für das Abnehmen so hilfreichen Mind-Body-Methode? Das Unterbewusstsein und die darin schlummernden Gefühle (wie Wut) können anderer Meinung sein als das Bewusstsein: Unser Verstand will abnehmen, aber einige Emotionen können das verhindern. Unbewusste psychische Prozesse beeinflussen das Handeln und Denken. Das Gewicht wird u.a. vom Unterbewussten bzw. der Seele festgelegt. Das bedeutet, dass sich Probleme der Seele auch im Körper zeigen können. Diese Gefühle wollen wahrgenommen werden, zum Beispiel in Meditationen wie: »Liebe Gefühle und innerer Hunger, ich nehme euch wahr.«

Ich habe dir hier meinen Mind-Body-Methoden-Blumenstrauß zusammengestellt. Greife dir gerne die Methoden-Blütenblätter heraus, die für dich hilfreich sind, um Spannungen abzubauen. Sie bestehen aus den Methoden im Mind- und im Bodybereich.

Mind: Integrative Methoden der Mind-Body-Medizin sind zum Beispiel diverse Meditationsformen wie die Metta-Meditation (Seite 77), Gehmeditation (Seite 76), bewusstes Atmen (Seite 77). Diese habe ich erweitert durch Selbstliebeübungen (Seite 59), Affirmationen (Arbeit mit Glaubenssätzen, Seite 61), Arbeit mit dem inneren Kind (Seite 35) und dem inneren Team (Seite 38). Veränderungen der Denkmuster wird auch durch Achtsamkeit (Seite 54) geschult.

Body: Achtsame Bewegung wie sanftes Yoga (Seite 90) oder Qigong (Seite 88) lösen geistige und körperliche Energieblockaden auf. Wer seinen Körper entspannen kann, kann besser mit seinen Gefühlen umgehen. Selbstwahrnehmung und Selbstfürsorge werden in der Mind-Body-Medizin vermittelt. Ein ausgewogenes Körpergefühl zu entwickeln, ist Ziel der Bodyarbeit.

Geist (Mind) und Körper (Body) stehen im ständigen Austausch miteinander. Nur im Einklang mit Geist (Unterbewusstsein mit Affirmationen ansprechen), Seele (Meditationen) und Körper/Body (gesunde Bewegung) ist es möglich, dauerhaft abzunehmen.

Bewusst gebe ich hier nur wenige Ernährungsempfehlungen. Ich möchte aber erwähnen, dass in der naturheilkundlich orientierten Mind-Body-Medizin die vegetarische Ernährung mit viel Gemüse empfohlen wird. Darüber gibt es sehr viele Bücher und Abhandlungen, die zusammengefasst zu folgenden Ernährungshinweisen kommen, die du aber individuell an deinen Körper und deine Bedürfnisse anpassen kannst:

- Zwischenmahlzeiten reduzieren
- dreimal am Tag an unverarbeiteten Lebensmitteln satt essen
- mit pflanzlichem Eiweiß Sättigung erreichen
- Zucker und Alkohol meiden
- viel Wasser und Tee trinken

In diesem Buch soll nun aber der gefühlsmäßige Prozess der Stressbewältigung beim Abnehmen und die Körperarbeit im Mittelpunkt stehen.

Stressmanagement

Wie vermeide ich es, zu essen, wenn ich eigentlich keinen echten Hunger habe? Als dicker Mensch, der abnehmen

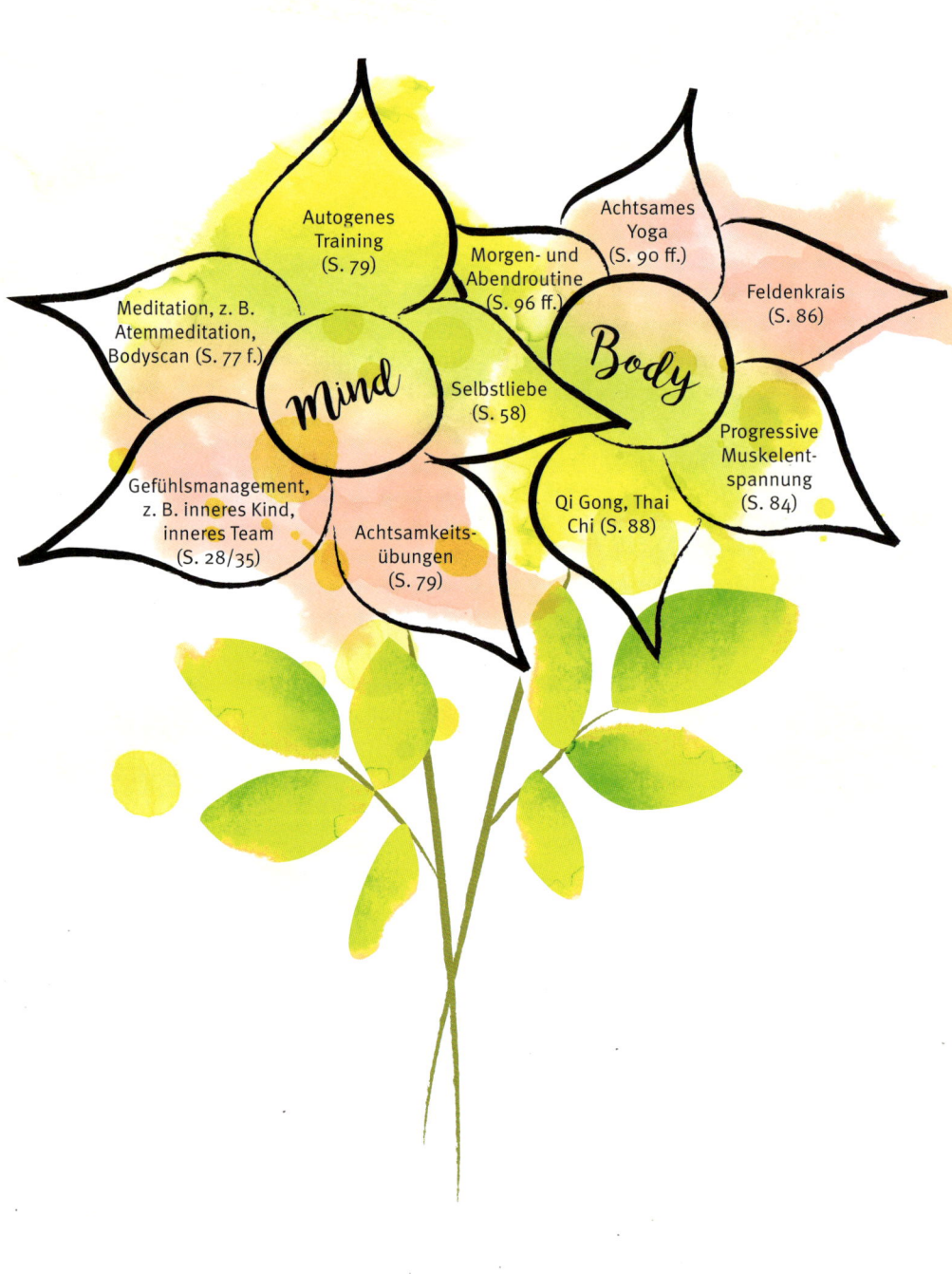

Mind

Autogenes Training (S. 79)

Meditation, z. B. Atemmeditation, Bodyscan (S. 77 f.)

Selbstliebe (S. 58)

Gefühlsmanagement, z. B. inneres Kind, inneres Team (S. 28/35)

Achtsamkeitsübungen (S. 79)

Body

Morgen- und Abendroutine (S. 96 ff.)

Achtsames Yoga (S. 90 ff.)

Feldenkrais (S. 86)

Progressive Muskelentspannung (S. 84)

Qi Gong, Thai Chi (S. 88)

möchte, befindest du dich in ständiger Kampfbereitschaft, die zwischen maßlosem Essen aus emotionalen Gründen und der rigiden Esskontrolle (vom Verstand gewünscht) entsteht.

>> *Wir können nicht verhindern, dass die Vögel der Sorge über unserem Kopf kreisen. Doch es liegt an uns, ob sie Nester bauen dürfen.* <<
Arabisches Sprichwort

Schließe lieber Frieden mit dem Essen. Zwar wird es dir wahrscheinlich zunächst sehr schwerfallen, unangenehme Emotionen oder Übergewicht zu akzeptieren, aber Akzeptanz ist der entscheidende Schritt, den du gehen musst, um den Kampf zu beenden. Wenn du dir ein bestimmtes Lebensmittel verbietest, kann das intensive Gefühle von Entbehrung nach sich ziehen. So haben Gefühle einen direkten Einfluss auf unsere Entscheidungen. Emotionale Entscheidungen fallen oft unterbewusst, in Sekundenbruchteilen.

Beim Essen im Affekt gibt es eine Reihe von unbewussten Faktoren, die dich beeinflussen und deren du dir mithilfe dieses Ratgebers bewusst werden kannst. Bei Essgelüsten kannst du dich fragen: Was will ich mit dem Essen erreichen? Schaffe ich das möglicherweise besser mit einer anderen Methode? Es gibt die Flucht ins Essen, um unangenehme Gefühle zu betäuben. Selbstberuhigung ist aber zum Beispiel auch durch eine trost-

Praxistipp: Feed your Soul

Entspannungspausen und Bewegung in einem ausgeglichenen Verhältnis helfen dir beim Abnehmen. Mit Ruhe und mehr Zeit hast du auf jeden Fall Kraft, um deine inneren Energiequellen zu entdecken und zu nutzen. Diese »Me-Time« tut gut, damit du entspannen kannst. Dabei ist die Balance zwischen An- und Entspannung wichtig.

volle Meditation möglich. Diese Beruhigung funktioniert auch bei negativen Gefühlen (wie bei der Vernachlässigung durch den Partner). Als ich die Kontrolle über das Essen verloren habe, merkte ich, dass ich eher die Kontrolle in anderen Lebensbereichen wie der Stressbewältigung verloren hatte. Da hilft die Selbstberuhigung durch Mind- und Body-Arbeit.

Du kannst erst dann dauerhaft abnehmen, wenn sich die Einstellung zu deinem Körper positiv verändert, das heißt, du solltest dich nicht mehr für deinen Körper schämen (siehe Kapitel »Selbstliebe heißt der Schlüssel« (Seite 58). Das Unterbewusstsein wird durch unser Fühlen gesteuert, sodass eine Beeinflussung möglich ist. Welche Einwände hast du innerlich? Veränderungen können manchmal auch angstbesetzt sein.

Auch wenn es kaum jemand hören möchte: Nachhaltiges Abnehmen ist ein langer Prozess. Setze dir kleine Ziele. Ändere Gewohnheiten und Kleinigkeiten, verzichte zum Beispiel auf Zwischenmahlzeiten. Und das ändert dich auch im Innern. Stimmt eine Gewohnheit mit deinen Zielen überein, wird sie nützlich sein und du kannst sie leichter durchhalten. Du hast es selbst in der Hand. Manche haben ihr Leben im Griff, lediglich beim Essen versagt die Kontrolle.

Gefühle wirken sich auf den Körper aus. Deshalb ist ein Gefühlsmanagement wichtig. Das hört sich erst einmal widersprüchlich an: Gefühle und Management. Im Sinne der Mind-Body-Medizin versteht man Folgendes darunter [14]:

- Spüre im Alltag immer einmal wieder in deinen Körper hinein.
- Beobachte unterschiedliche Körperbereiche (siehe Bodyscan, Seite 78).
- Nimm wahr, welche Gefühle auftauchen, versuche aber, keine Gedanken damit zu verknüpfen.
- Richte deine Aufmerksamkeit abschließend auf den ganzen Körper und deinem Atem.

Statt das eigene Handeln übertrieben darzustellen, sollte dein Blick verhältnismäßig sein. Wenn du nur einmal zu viel gegessen hast und dann nicht mehr weiter abnehmen möchtest, ist das unsinnig. Das Wichtigste bei Heißhunger-Attacken ist die Unterbrechung, das Stoppschild vor deinem inneren Auge. Nur wenn du jetzt nicht isst, kannst du etwas über deine unangenehmen Gefühle erfahren. Welche Anspannung steht dahinter? Damit gibst du dir die Gelegenheit, dir einige wichtige Fragen zu stellen: »Welchen Vorteil hat es für mich, wenn ich jetzt auf das Essen verzichte? Ist es das wirklich wert, jetzt zu essen?« Den Heißhunger zu registrieren, anstatt gleich mit dem Essen zu beginnen, hilft dir dabei, Essen nicht als Ablenkung von unangenehmen Gefühlen zu missbrauchen.

Wenn der Stoppschild-Gedanke nicht wirkt, dann genieße den Moment des Nachgebens. Nicht hastig schlingen, sondern langsam den ersten Bissen ohne schlechtes Gewissen genießen. Dann frage dich bei jedem Bissen: Ist es genug? Oder brauche ich noch mehr Essen, um zufrieden zu sein?

Praxistipp: Gedankenstopp

Mit der Gedankenstopp-Übung kannst du die roboterhafte Fernsteuerung mit einem Stopp beenden. Reiße dabei die Arme hoch und sprich laut, wenn du gerade kannst. Oder klatsche in die Hände, um die Gedanken zu irritieren. Dann kannst du den frustrierten Fressroboter davonziehen sehen.

Was hilft gegen das Frustessen?

Einige Menschen essen, wenn sie gestresst oder frustriert sind (Frustessen). Dabei gibt es weitere, hilfreiche Wege zur Entspannung:

- Meditation. Stelle dir dafür zum Beispiel deine eigene Meditations-CD mit Vogelzwitschern und Meeresrauschen aus dem Internet/YouTube-Meditationen zusammen. Mehr zum Thema Meditation findest du im Kapitel »Meditationsformen zum Ausprobieren« (Seite 74).
- Überlege, welche Körperaktivitäten dir zu Glücksgefühlen verhelfen könnten, vielleicht Atemübungen, Sex mit dir selbst oder ein Spaziergang?
- Essen kann auch unbewusst Geborgenheit bedeuten. Diese unbewussten Teile können durch andere Handlungen befriedigt werden (im Sessel oder Bett kuscheln, schöne Musik hören, laute Musik hören, nach der du tanzen kannst).
- Tanzen bietet neben der Glücksquelle auch die Möglichkeit der Verarbeitung von Gefühlen. Diese Bewegung führt zu neuer Lebendigkeit. Tanze wie ein Kind, schlenkere mit den Armen, hüpfe umher.

Ein innerliches High Five hilft, äußere und innere Spannungssituationen zu lösen. Das lohnt sich, denn dein Körper ist das Wertvollste, was du besitzt! Es gibt viele Dopaminquellen, die Glückshormone ausstoßen. Hier ein paar Vorschläge:

- Holz hacken, putzen oder ausmisten (hilft besonders gut bei Wut)
- einfach lächeln (ja, diese Mimik hebt die Laune, unglaublich aber wahr)
- Zeit in der Natur verbringen

Ist trotzdem mal alles schiefgegangen, sei nicht hart zu dir selbst, verzeihe dir. Motivationssprüche, die dir dann helfen, wenn es mal gerade nicht so einfach ist, könnten sein:

- Die Kunst ist, einmal mehr aufzustehen, als man hinfällt.
- Schlankheit ist die Folge der täglichen Entscheidungen.

Wie bekomme ich Gewohnheiten in den Griff?

Neue Gewohnheiten einüben heißt, sich nichts rigoros zu verbieten, denn das bewirkt beim inneren Schweinehund fast immer das Gegenteil, sodass es zum Jo-Jo-Effekt kommt. Das Unterbewusstsein will dann noch mehr des Verbotenen. Es gilt, einen attraktiven Ersatz, zum Beispiel für Süßigkeiten, zu suchen. Das kann erst einmal das Wahrnehmen der Spannungen sein, aber auch eine schöne Karaffe mit Wasser, die immer auf dem Tisch steht und dich zum Trinken animiert (Hunger und Durst werden oft verwechselt).

Mentales Gewichtscoaching (Mind) wendet sich an unsere Gehirnzellen, die Software, die im Gegensatz zum Body (Hardware) noch mit der Seele und damit auch mit unseren Gefühlen arbeitet. Hier werden Hunger- und Sättigungsgefühle gesteuert. Die Mind-Body-Methode bildet den Missing Link zwischen Körper und Geist. Mit Verbündeten geht das übrigens besser: Frage doch einfach mal in deinem Freundeskreis herum, ob jemand mitmachen möchte. Oder schreibe einen Abnehmcoach (gibt es mittlerweile auch schon als bequeme Online-Beratung, Adressen im Serviceteil, Seite 117) an. Sich Hilfe zu suchen, ist immer eine gute Idee.

Lege das Buch nun zur Seite und atme dreimal tief durch, entspanne die Schultern, und lass ein Lächeln auf deine Lippen kommen. Innere Ausgeglichenheit und inneres Gleichgewicht sind Voraussetzung für dein äußeres Wunschgewicht.

Rosinen-Übung

Essen ist mehr als nur Nahrungsaufnahme und kann köstlich sein. Kein Körper möchte übergewichtig sein, deshalb lohnt es sich wieder zu lernen, achtsam zu essen und zu genießen. Für alle, die noch keine Erfahrungen mit Achtsamkeit gemacht haben, eignet sich die Rosinenübung als Einstieg. Sie macht alle Elemente der Achtsamkeitspraxis unmittelbar spürbar. Du brauchst dafür eine Rosine (oder etwas Ähnliches, zum Beispiel ein Gummibärchen).

1. Vorbereitung: Zieh dich mit deiner Rosine zurück, setze dich entspannt hin, akzeptiere alle entstehenden Sinnesempfindungen, Gedanken und Gefühle und gib ihnen ihren Raum. Sollte deine Aufmerksamkeit von der Rosine wegwandern, führe sie einfach freundlich wieder zu ihr zurück.

2. Tasten: Schließe die Augen. Spüre die Rosine zwischen deinen Fingern und versuche zu beschreiben, wie sich die Rosine anfühlt. Einige Wörter, die dir dabei in den Sinn kommen könnten, sind: rau, trocken …

3. Hören: Halte die Rosine an dein Ohr. Wie klingt sie, wenn du sie bewegst? Welche Geräusche entstehen? Ein Knistern oder …? Du kannst auch mit dem anderen Ohr hören.

4. Riechen: Halte die Rosine an die Nase und überlege dir Begriffe, die dir in den Kopf kommen, vielleicht fettig, modrig, sauer. Gibt es Unterschiede zwischen den Empfindungen der beiden Nasenlöcher? Ändert sich die Intensität des Geruchs?

5. Sehen: Öffne die Augen und entdecke die Rosine aus verschiedenen Blickwinkeln und verschiedenen Entfernungen. Wie würdest du mir die Rosine beschreiben hinsichtlich Farbe, Oberfläche, Schattierungen, Glanz? Nimm dir dafür so viel Zeit, wie du brauchst.

6. Schmecken: Führe die Rosine zu den Lippen und ertaste sie damit. Regen sich bereits die Geschmacksnerven? Nimm die Rosine langsam in den Mund, aber lasse sie vorerst ganz! Untersuche die Oberfläche mit der Zunge, bewege sie durch den Mund, zum Bei-

spiel am Gaumen entlang. Bleibe offen und neugierig für alle Sinneswahrnehmungen. Nimm dir explizit vor zuzubeißen. Zerkaue sie dann in Zeitlupe und registriere die entstehenden Empfindungen und Geschmacksnoten. Kaue bis zum letzten spürbaren Bissen, bereite das Herunterschlucken vor.

7. Bleib noch kurz ruhig sitzen und beobachte die Gedanken, die entstehen.

An der Rosinenübung lassen sich sehr schön die drei Grundprinzipien der Achtsamkeit verdeutlichen:

1. Absichtsvoll sein: Du nimmst dir bewusst Zeit und willst die Rosine genießen.
2. Aufmerksam sein: Die Rosine nimmt deine ganze Aufmerksamkeit ein.
3. Nicht werten: Beobachte dich in verschiedenen Situationen.

Mithilfe der Rosinenübung kannst du wieder lernen zu genießen. Zum Genießen solltest du für deine Mahlzeit mindestens 15 Minuten Zeit haben.

- Sobald du mit angenehmem, körperlichen Hunger vor dem Teller sitzt, gönne dir einige tiefe Atemzüge, um im Hier und Jetzt anzukommen.
- Als nächstes kannst du das Essen einmal betrachten. Welche Farben liegen auf deinem Teller? Was fällt dir auf? Spürst du, wie dein Appetit immer stärker wird?
- Sobald der erste, kleine Bissen im Mund ist, kannst du das Besteck neben den Teller legen. Genieße ganz achtsam

und bewusst. Schließe die Augen und versuche zum Beispiel, die verwendeten Gewürze herauszuschmecken.

- Achte auch auf deine Antworten auf diese Aktion im Bauch. Ab wann fühlst du dich angenehm gesättigt und hast gar kein Bedürfnis mehr, noch weiterzuessen? Schau ruhig mal auf die Uhr, wie viel Zeit vergangen ist.

Wenn du jede Mahlzeit so beginnst, wirst du weniger in den Drang verfallen, alles so schnell wie möglich hinunterzuschlingen.

Je öfter du deine Mahlzeiten in voller Achtsamkeit isst, desto stärker prägt sich diese neue Art zu essen ein, bis sie irgendwann zu einer Gewohnheit geworden ist. Deshalb ist es sinnvoll, zumindest eine Mahlzeit am Tag in dieser Weise zu planen.

Atme den Druck weg

Uns ist eine wohltuende Atmung angeboren, doch durch die Hektik des Lebens oder wenn wir zu viel sitzen, spüren wir dies nicht mehr. Wie ein Anzeigependel reagiert der Atem auf Gefühle und Handlungen. Wir halten manchmal vor Anspannung die Luft an, wir seufzen vor Erleichterung oder haben dieses wunderbare Gähnen, wenn wir uns entspannen. Mithilfe tiefer Atemübungen können wir in unser gehetzten Welt die Kraft des Atems entfalten – und uns auch bewusst werden, dass wir zum Beispiel bei

Erregung zu flach atmen. Durch tiefes Atmen lässt die Erregung nach und dadurch auch die Muskelverspannungen.

Du möchtest so gerne abnehmen und dein Essverhalten verbessern und normalisieren, aber trotzdem wirst du plötzlich von einer Heißhungerattacke überfallen? Auch in solchen Momenten kann eine Rückkehr zum bewussten Atmen helfen. Wenn du viel Stress empfindest, dann wirst du damit die Ruhe und Zufriedenheit spüren und lieben lernen, die sich nach Atemübungen einstellen kann.

Bei aufkommenden Überessens-Gelüsten lege dich bequem hin. Lege zuerst deine Hände auf den Bauch und spüre den Atem, dann lege die Hände an die Rippen und spüre, wie diese sich mit jedem Atemzug weiten. Nach ungefähr fünf Atemzügen versuche, mehr aus- als einzuatmen.

Du kannst dich für die Atemübungen, vor allem wenn du sie zum ersten Mal machst, auch hinsetzen. Achte darauf, dass du bequem sitzt, und nimm dir die Zeit, bewusst in deinem Sitz anzukommen. Eine aufrechte Wirbelsäule ist von Vorteil, frische Luft natürlich auch. Zur Unterstützung der Atmung mit Bewegung kannst du mit jedem Atemzug die Finger strecken und die Hände öffnen. Mit dem Ausatmen schließt du die Hände wieder. Lass deine Kiefergelenke bewusst locker, so kann sich dein ganzes Gesicht entspannen. Beobachte deinen Atem: Ist er flach oder wird er tiefer? Wie fühlst du dich? Wie ändert sich die Atmung? Spüre, wie der Sauerstoff in dich eindringt.

Wenn du Atemübungen praktizierst, wirst du die verschiedensten Vorteile bemerken können, zum Beispiel gute Laune und einen positiven Gemütszustand. Sich die Zeit zu nehmen, wieder einen Zugang zur eigenen, ständig wahrnehmbaren Atmung zu finden, ist ein Weg zu mehr Selbstliebe. Wenn deine Gedanken dabei abschweifen, ist das nicht schlimm, akzeptiere es mit Freundlichkeit und Selbstmitgefühl.

Weg mit dem alten Essverhalten!

Aber wie finde ich eine bessere Alternative? Die Devise heißt: entspannen statt Essen bei Kummer, Stress oder Langeweile. Macht sich Unruhe und ein Drang zum Überessen breit, dann sind leichte Körperübungen ein wunderbarer Weg, um Gedanken und Gefühle zu sortieren. Dies gelingt mit den in diesem Buch vorgestellten Methoden der Bodyarbeit wie sanftes Yoga, Meditation, Atementspannung und Progressiver Muskelentspannung.

Yoga

Yoga ist ursprünglich die Fähigkeit, den Geist auf ein Objekt (zum Beispiel den

Atem) auszurichten. Das gibt Energie, die für den Abnehmprozess nötig ist. Wenn du täglich zu Hause ein Yoga-Programm durchführst, wird dein Selbstvertrauen stärker. In erster Linie ist hier achtsames Yoga zu nennen, das den Geist beruhigen kann. Als Beobachter der Gedanken nimmst du wahr, wie eine Situation entsteht und wie du reagieren kannst. Zu dir zu kommen, statt außer dir zu sein, gelingt, wenn dein Geist still wird und sich mit deinem Körper wieder verbinden kann. Yoga bringt innere Ruhe und Ausgeglichenheit, Vitalität, verbesserten Atem, Abbau von Verspannungen und mehr Energie. All das sind Dinge, die für deinen Abnehmprozess sehr wichtig sind.

Ursprünglich war Yoga ein spiritueller Weg, der in der westlichen Welt nun anders, nämlich akrobatischer, angekommen ist und in der Power-Form nicht für jeden geeignet ist. Beim achtsamen Yoga hingegen müssen deine Bewegungen nicht perfekt sein, denn Entspannung und Atmung stehen im Vordergrund einer stressfreien Übungsrunde (siehe Übungen in der Morgenroutine (Seite 96) und Abendroutine (Seite 98). Nimm dir die Zeit, Übungen in Ruhe auszuprobieren – auf YouTube und in Buchhandlungen findest du viele Arten von Yoga und kannst in Ruhe in alles reinschnuppern, was dir Spaß macht. Oder erkundige dich, wo in deiner Umgebung Yogakurse angeboten werden.

Weitere Möglichkeiten

Leichte körperzentrierte Aktivitäten können von Essgelüsten ablenken, denn mit angenehmen Aktivitäten kannst du positive Gefühle verstärken, die das Abnehmen erleichtern, zum Beispiel:
- Schwimmen
- Sauna
- Walking oder Nordic Walking
- Pilates
- Fahrradfahren
- Tischtennis spielen
- mit einem Hund spazieren gehen (Wissenschaftler haben herausgefunden, dass Hundebesitzer beim Spazierengehen mit dem Hund Glückshormone ausschütten), aber natürlich tut auch ein Spaziergang ohne Hund sehr gut.
- nach deiner Lieblingsmusik tanzen (langsam oder wild)
- Garten- oder Balkonarbeit
- farbenfrohe Kleidung tragen
- genussvoll die Haare frisieren
- schminken
- eine schöne Tasse warmer Lieblingstee auf der Couch oder mit Freunden
- eine Wärmflasche auf dem Rücken, dem Bauch oder den Füßen
- sexuelle Aktivität allein oder mit Partner/in
- schlafen
- ein Schaumbad nehmen
- zu Hause nackt umherlaufen

Nach der Arbeit kannst du dir zum Beispiel, statt zu essen, als Belohnung ein schönes warmes Wannenbad gönnen, danach deinen Körper achtsam eincremen und ein bisschen Maniküre/Pediküre machen. Auch Feldenkrais-Übungen oder eine Selbstmassage der Hand und des Ohrs (mit Daumen und Zeigefinger das Ohrläppchen durchkneten) führt die Aufmerksamkeit auf den Körper. Kurz gesagt: Kümmere dich gut um dich, sei aufmerksam mit dir. Und lobe dich, wenn du den Heißhunger im Griff hast.

Ess-Heißhunger klingt bald wieder ab, oft schon nach einigen Minuten, das kannst du selbst bei dir ausprobieren. Stärke dazu deine kreativen Anteile. Schreiben, Singen oder Malen ist sehr sinnerfüllend – wenn du kreativ bist, kannst du nicht essen. So ist Gospelsingen eine Ermutigung für die Seele, denn im Chor singen ist beinahe so gut wie Yoga. Auch soziale Beziehungen wie Freundschaften, die dir viel geben und dich nicht auslaugen, geben viel Kraft für den Weg. Sogar ein Haustier kann sinnerfüllend sein, wenn man Tiere mag. Bereichernd kann es auch sein, sich neue spirituelle, philosophische Themen wie den Buddhismus anzueignen – und natürlich den hier vorgeschlagenen Weg der Meditation und des Yoga.

Mache dir eine Liste mit Dingen, die dich beruhigen, und stecke sie an deinen Spiegel im Flur oder in deine Handtasche. Dann hast du sie in Notfallsituationen sofort zur Hand und du musst nicht lange überlegen, was du gegen den Heißhunger tun kannst, außer zu essen.

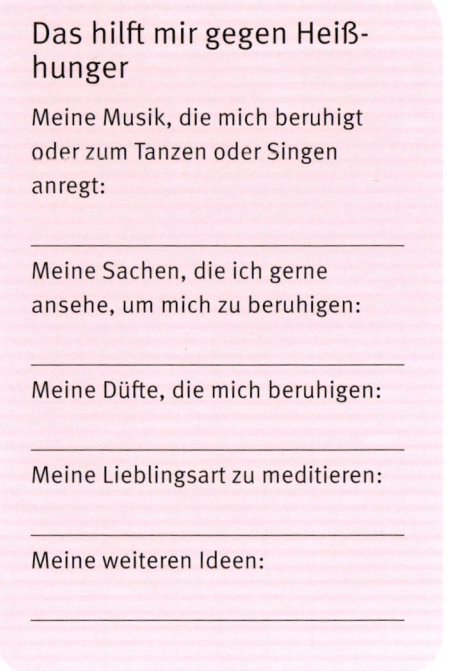

Das hilft mir gegen Heißhunger

Meine Musik, die mich beruhigt oder zum Tanzen oder Singen anregt:

_____

Meine Sachen, die ich gerne ansehe, um mich zu beruhigen:

_____

Meine Düfte, die mich beruhigen:

_____

Meine Lieblingsart zu meditieren:

_____

Meine weiteren Ideen:

_____

Selbstliebe heißt der Schlüssel

Dicke Menschen sind dem gesellschaftlichen Schlankheitsdruck ausgesetzt und werden in einer Vielzahl alltäglicher Situationen diskriminiert und von oben herab behandelt. Oft werden sie als faul, willensschwach und hässlich bezeichnet. Wer kennt es nicht, das Nörgeln über Bauch, dicken Po oder Speck an den Oberarmen? Vor lauter Unzufriedenheit mit uns selbst fokussieren wir uns viel zu sehr auf das, was uns nicht gefällt.

Aber wie soll man sich lieben, wenn Dicksein noch immer verpönt ist? Ich versuchte, einen Monat lang strikt jegliche Kritik an meiner Figur zu unterbinden, weil das Gehirn so lange braucht, bis es sich an ein neues Denkmuster gewöhnt hat. Das war schwer, aber ein Film hat mir dabei geholfen: »Embrace, du bist schön«. Der Film entlarvt folgende erschreckende Tatsachen:

- 91% aller deutschen Frauen sind mit ihrem Körper unzufrieden.
- 45% aller Frauen mit gesundem Gewicht denken, sie seien übergewichtig.
- In Deutschland werden jedes Jahr mehr als 1,8 Milliarden Euro für Diätmittel ausgegeben.

Body Positivity ist nun auf einmal in aller Munde. Aber Dicksein ist oft mit gesellschaftlichem Stigma und Stress durch Scham belegt. Kurvige Frauen sind schön. Wer bestimmt eigentlich die Körpernorm, die schön ist und die sich im Laufe der Zeit immer wieder geändert hat? Der Wert eines Menschen besteht doch aus so viel mehr als lediglich seinem Körpergewicht oder seiner Kleidergröße.

Diäten funktionieren nicht gut – und bei jeder Diät besteht die Gefahr, danach wieder zuzunehmen, denn bei schneller Abnahme durch Crashdiäten verliert der Körper hauptsächlich Wasser und Muskelmasse. Wird dann die herkömmliche Ernährung wiederaufgenommen, hat dies aufgrund des geringeren Grundumsatzes des Körpers eine Gewichtszunahme zur Folge, was als Jo-Jo-Effekt bezeichnet wird.

Es ist also nicht deine Schuld, dass du bisher nicht abgenommen hast. Auf deinem Weg zur Freiheit vom Diätenzwang hilft dir die Selbstliebe. Respektiere also deinen Körper so, wie er ist, denn die bisherige Unzufriedenheit mit deinem Körper hat nicht zum Abnehmen beigetragen. Es ist Zeit, Frieden mit der Ernährung zu schließen. Es hilft nicht, auf die Cellulite zu schauen. Seien wir lieber dankbar, dass wir zwei gesunde Beine haben, mit denen wir uns fortbewegen. Das Gewichtsstigma hat schon so Folgen in deiner Gefühlswelt. Aber durch die Mind-Body-Methode kannst du die selbstschädigenden Gedanken wie Selbstzweifel relativieren.

Nicht das Gewicht, sondern der Mangel an Selbstwertgefühl ist oft das eigentliche Problem bei der Erreichung des Wunschgewichts. Aber wie lerne ich, mich selbst anzunehmen, anstatt ständig ans Abnehmen zu denken? Feed your Soul – Selbstliebe ist Seelenfutter. Eine satte Seele, angefüllt mit Selbstwertschätzung ist Voraussetzung für ein gesundes Gewicht.

Stark durch Selbstliebe

Übergewichtige haben es besonders schwer, ein gesundes Selbstwertgefühl zu entwickeln und nicht mit ihren Körperformen zu hadern. Wie kannst du nun aber Selbstliebe trotz Übergewicht aufbauen? Im Selbstcoaching kannst du dir vergeben. Sei geduldig mit dir, lobe dich und habe Spaß. Aber in einer dickenfeindlichen Umwelt ist es schwierig, einen gesunden Selbstwert zu erhalten. Gibt es Menschen in deinem Umkreis, die ständig abwertende Kommentare über dein Übergewicht machen? Es kann für dich gut sein, den Kontakt zu ihnen abzubrechen. Es ist schon schwer genug, übergewichtigen Zustand zu akzeptieren. Aber den Zustand zu akzeptieren, bedeutet nicht, dass du ihn nicht ändern kannst. Abwertende Dinge über sich zu denken, raubt nur Kraft.

Wer sich selbst liebt, lernt, auf sich zu hören und überisst seinen Körper nicht mit Nahrungsmitteln, die ihm nicht guttun. Du hast die Verantwortung dafür, dir selbst Liebe zu schenken. Ein Mensch, der sich in seinem Körper wohlfühlt, ist viel erotischer als jemand, der sich nicht wohlfühlt. Deshalb ist »Ab heute liebe ich mich selbst« ein gutes Vorhaben. Eine kümmernde und freundliche Beziehung zu dir selbst ist Balsam für dein Selbstvertrauen. Sage jeden Tag morgens in den Spiegel: »Ich bin schön«, denn:

> ❯❯ *Deine Überzeugungen werden deine Gedanken, deine Gedanken werden deine Wörter, deine Wörter werden deine Taten, deine Taten werden deine Gewohnheiten, deine Gewohnheiten werden deine Werte, deine Werte werden dein Schicksal.* ❮❮
> *Weisheit aus China*

Dich in deiner Haut wohlzufühlen ist der Schlüssel, der dir die Energie schenkt, mit der du dein Idealgewicht erreichst. Mit folgenden Vorhaben kannst du Selbstliebe in den Alltag integrieren. Die wichtigsten Selbstliebegebote von Louise Hay [15] sind:

- Hör auf, dich zu kritisieren.
- Vergib dir.
- Ängstige dich nicht.
- Sei behutsam, freundlich und geduldig mit dir.
- Lobe dich selbst.

Wie fühlt sich dein Körper heute an? Denke liebevoll über dich. Fühl dich wohl in dieser Zeit, denn nur du weißt, wie du dir am besten guttun kannst. Werde also dein bester Freund. Die gute Beziehung zu dir selbst ist ein Teil des Prozesses, um dir dein Selbstbewusstsein aufzubauen. Der Trick dabei ist, dass du versuchst, einfach so zu tun, als ob du selbstbewusst bist. Achte verstärkt auf deine eigene Ausdrucksweise »Ich bin zu fett« ist zum Beispiel kontraproduktiv. Sekundenschnelle Gedankenblitze denken schlecht über die eigene Person: »Wie doof, bin ich blöd, dumme Kuh!« Dein Unterbewusstsein glaubt, was du ihm sagst. Sprich niemals abschätzig über dich selbst! Was du denkst, kann sich manifestieren. Besser sind Gedanken wie: »Ich bin einzigartig, keine ist wie ich. Ich bin freundlich zu mir!«

Du kannst Herrin oder Herr über deine Gedanken werden, indem du negative

Gedanken »Schweinehund«, »Troll«, »Gartenzwerg« oder wie auch immer nennst und sie damit kleiner machst. Deine Gedanken im Gehirn springen wie Äffchen ständig hin und her: »Soll ich, soll ich nicht, vielleicht doch oder besser nicht?« Unterbrich negative Gedankengänge. Das sogenannte »monkey brain« kannst du auch in einem Selbstgespräch stoppen. Das umherspringende »Affengehirn« denkt immer wieder über die gleichen Probleme nach, oft ohne eine Lösung zu finden. Es will sofortige Bedürfnisbefriedigung und hat große Pläne, will sofortigen Erfolg. Gedanken können kommen und wieder gehen. Achtsam die Dinge wahrzunehmen, ohne sie zu bewerten, ist der richtige Weg.

>> *Denn mir wird die allergrößte Liebe zuteil. Ich fand die allergrößte Liebe in mir. Die allergrößte Liebe ist leicht zu erreichen: Sich selbst lieben zu lernen, ist die allergrößte Liebe!* << *[16]*
Whitney Houston

Selbstliebe und Selbstakzeptanz bringen die Zufriedenheit, die im Abnehmprozess sehr nötig und der Schlüssel zu positiven Veränderungen ist. Es lohnt sich, mit kleinen Ritualen der Selbstliebe anzufangen. Gönn dir zum Beispiel, ins Bett zu gehen, wenn du wirklich müde bist. Gönn dir Zeit für eine Meditation am Morgen, einen Spaziergang an der frischen Luft. Je mehr Gewohnheiten du etablierst, mit denen du dir Gutes tust, desto selbstverständlicher wird diese

Selbstfürsorge auch werden. Du musst nicht warten, bis du das Übergewicht verloren hast, bevor du dich achtest!

Positive Glaubenssätze

Glaubenssätze (Affirmationen) beschreiben Aussagen, die deine Handlungen und dein Selbst bewerten. Es gibt positive und negative Glaubenssätze. Um langfristig einen Erfolg zu erzielen, müssen wir unsere negativen Glaubenssätze durch positive Aussagen ersetzen. Ziel ist es, unser Verhalten und unsere Gefühle dauerhaft zu verändern. Wenn du deine Gedanken durch Affirmationen dauerhaft änderst – negative Überzeugungen sozusagen überschreibst –, dann ändert sich nach einer Weile auch dein Verhalten.

Jedes Mal, wenn du denkst: »Ich bin dick«, kann sich das verfestigen, deshalb sei behutsam im inneren Dialog. Affirmationen wirken am besten, wenn sie so formuliert sind, als ob das Gewünschte schon eingetreten wäre, und wenn du sie dann noch laut aussprichst. Sage also beispielsweise: »Ich bin schlank«, statt: »Ich werde schlank«, denn die Gegenwartsform hat eine höhere Wirksamkeit. So kann das Selbstbewusstsein mit Affirmationen befördert werden.

Zunächst brauchst du an den Wahrheitsgehalt der Affirmation nicht einmal glauben. Steter Tropfen höhlt den Stein: Die ständige Wiederholung lässt die Wahrheit der Aussage in deine Körperzellen sickern. Natürlich hilft es nicht, das einmal am Tag zu sagen und den Rest des Tages etwas anderes zu denken.

Beispiele für positive Selbstwert-Affirmationen, die dein Ziel visualisieren:

- Ich bin schlank/leicht (in der Gegenwartsform!).
- Ich liebe mich.
- Ich habe einen gesunden Körper.
- Ich bin stark.
- Ich warte, bis der Hunger vorüber ist.
- Ich behandle meinen Körper gut.

Positive Glaubenssätze (Affirmationen) zu meinen Abnehmgründen

Abnehmgrund	Positive Glaubenssätze (Affirmationen)
Mehr Selbstbewusstsein	Ich fühle mich wohl in meiner Haut. Weil ich mich liebe, esse ich nur so viel, wie mir dauerhaft guttut. Ich bin der/die alleinige Chef/-in meinem Körper!
Druck von anderen	Ich habe meine Wohlfühlfigur und lasse weg, was mir schadet.
Anerkennung	Ich nehme mich an, wie ich bin.
Attraktiv für andere	Ich bin attraktiv und genieße meinen Körper.
Dicksein stört die Alltagsbewegungen.	Ich bin beweglich.
Angst vor Krankheiten	Ich bin gesund, meine Gelenke sind gesund. Ich esse in Ruhe und mit Genuss.
Doppelkinn	Ich habe ein Doppelkinn und liebe mich so, wie ich bin. Ich bin offen für Veränderungen.
Wunsch nach einem leichten Leben	Weniger ist mehr, Leichtes schmeckt am besten.
Auf Fotos gut aussehen	Ich nehme mich an und bin offen für Veränderungen.
Enge Sachen anziehen und Komplimente bekommen	In engen Sachen sehe ich noch besser aus und bekomme viele Komplimente.

Stell dir vor, du wärst ein schlanker Mensch: Setze dich hin, schließe die Augen. Welche Kleidung hättest du an und welche neuen Aktivitäten könntest du unternehmen? Bist du selbstbewusst?

Mit Suggestionen arbeitet auch die Hypnose. Sie ist kein Hokuspokus, sondern das Verfahren zum Erreichen eines tief entspannten Wachzustands, dessen Aufmerksamkeit auf wenige Inhalte ausgerichtet ist. Hypnose ist ein Zustand intensiver Konzentration, in dem das Gehirn Informationen anders aufnimmt als sonst. Sie setzt nicht unseren Willen außer Kraft, sondern schaltet kurzzeitig innere Kritik aus, wodurch sie so gut wirkt. Bei Hypnotiseuren kannst du mit der Hypnose beginnen und sie später allein mit CDs weiterführen. Dies dauert einige Zeit, die sich aber lohnt.

Im Internet bzw. bei YouTube findest du sehr viele Meditationen zum Abnehmen, die auch als Selbsthypnose (Seite 118) angeboten werden. Diese sollten natürlich nicht nur einmal gehört werden, sondern am besten täglich. Wie die Stimmen auf einen wirken, ist Geschmackssache. Probiere es am besten aus – das Angebot ist groß. Ich höre gerne Meditations-CDs oder Online-Affirmationen/Suggestionen/Selbsthypnosen auf YouTube, am besten täglich vor dem Schlafengehen, denn dadurch werden die Inhalte gut verfestigt.

Affirmationen helfen dir, Ziele zu erreichen, und stärken auch dein Inneres.

Durch häufiges Wiederholen positiver Aussagen wird Negatives im Innern überschrieben. Ein Beispiel: »Ich liebe mich, so wie ich bin! Ich brauche keine Schutzhülle gegen meine Gefühle mehr. Ich liebe mich, also was kann ich sofort lassen, was mir nicht guttut.« Überleg dir an dieser Stelle, welche Aktivitäten das sind und welche Alternativen du finden kannst, die dir Spaß machen und mit denen du dich langfristig gut fühlst.

>> *Affirmationen sind wie Samen, die man in die Erde legt. Es braucht einige Zeit, bis aus einem Samenkorn eine ausgewachsene Pflanze geworden ist. Und so ist es auch mit Affirmationen – es vergeht einige Zeit vom ersten Aufsagen einer Affirmation bis zur Manifestation dessen, was Sie sich wünschen. Haben Sie Geduld.* «[17]*

Louise Hay

In der Tabelle auf Seite 62 habe ich Gefühlsaffirmationen in angenehme Slogans gefasst, die auch unser Inneres ansprechen. Diese Glaubenssätze helfen dir dabei, deinen im Verstand gebildeten Vorsatz auf der Gefühlsebene umzusetzen und dein Ziel zu erreichen. In die leeren Zeilen kannst du deine eigenen Abnehmgründe und die passenden Glaubenssätze dazu eintragen.

Ab heute mag ich mich

Unter Selbstwert versteht die Psychologie die Bewertung des Bildes, das man von sich selbst hat, und damit eine grundlegende Einstellung zu sich selbst. Wie der Name schon sagt, schreiben wir uns unseren eigenen Wert zu und legen dadurch fest, wie wir uns uns selbst und anderen gegenüber verhalten. Wenn wir eine geringe Meinung von uns selbst haben, dann verharren wir in der Überzeugung, dass wir nichts an unserer Situation ändern können, wir selbst der Grund für unsere Probleme sind und kein Anrecht auf eigene Ansprüche haben. Ein gesundes Selbstwertgefühl hilft dir dagegen, dich in deiner Haut wohlzufühlen und auf dich aufzupassen.

Den eigenen Selbstwert zu fördern, bedeutet zwar ein ganzes Stück Arbeit, lohnt sich dafür aber umso mehr! Höre auf, dich auf das Nicht-Abnehmen zu konzentrieren, sondern finde dich einfach schön. Das bedeutet nicht, dass du deine Abnehmziele aufgibst, sondern dass du deine Konzentration auf neue (Ess-)Gewohnheiten umlenkst. Wie wir schon gesehen haben, ist das Überessen nur ein Symptom, nicht die Ursache, die dahintersteckt. Meist sind Selbstwertprobleme und übertriebene Selbstkritik die eigentlichen Probleme.

>> *Sei du selbst, denn alle anderen gibt es schon.* <<

Oscar Wilde

Mentalübung für jeden Tag

Stelle dir vor, du wachst morgens auf und bist leicht und schlank:

- Ich bin leicht und schlank.
- Mein Hals ist schlank.
- Meine Füße und Knie sind leicht und beweglich.
- Meine Oberschenkel sind schlank.
- Mein Bauch und meine Taille sind schlank.
- Meine Körperhaltung ist gerade, die Schultern sind entspannt.
- Mein ganzer Körper ist schlank.
- Ich schaffe alles, was ich mir vornehme.

- Ich bin toll so wie ich bin.
- Ich fühle mich rundum wohl in meiner Haut.

Wiederhole diese Übung täglich, am besten morgens nach dem Aufstehen. Das funktioniert ohne Stress, wenn du den Wecker 30 Minuten früher stellst. Danach stehst du auf und gehst unter die Dusche. Genieße das Gefühl des Wassers auf deinem schönen Körper. Wie ist deine Körperhaltung, wie gehst du? Vielleicht tanzt du zu deinem Lieblingslied durchs Bad?

Die Wunderwaffe ist Selbstliebe und Selbstmitgefühl. In einer Gesellschaft, die schnell verurteilt und mit dem Finger auf andere zeigt, ist es umso wichtiger, sich mit Freundlichkeit und Wohlwollen zu motivieren, anstatt sich mit Selbstkritik noch zusätzlich zu stressen. Selbstmitgefühl bedeutet auch, dir Zeit zu geben und geduldig mit dir zu sein: Du hast bereits so viel im Leben geschafft – gib dir die Chance, alles für dein Abnehmziel zu geben und dich nicht von außen beeinflussen zu lassen. Wer Selbstwert entwickelt hat, kann auch Selbstvertrauen entwickeln, das für das Erreichen der Ziele sehr wichtig ist.

Wer kennt nicht die äußerst sichtbaren körperlichen Auswüchse des Übergewichts: ein geblähter Bauch, Hängebäckchen, Doppelkinn, wenig Hals, Fußdeformationen, Rücken- und/oder Knieschmerzen. Wenn der Körper nicht so ist, wie du es willst, sollten die innerlichen Dialoge mit dir umso liebevoller sein. Verzeihen ist dazu der erste Schritt. Behandle dich, wie du ein geliebtes Kind behandeln würdest, also verzeihe dir auch mal einen Fehler. Ein interessantes Phänomen ist, dass man sich oft auf früheren Fotos gar nicht so dick findet, wie man damals das Gefühl hatte, es zu sein. So ist das mit der Selbstwahrnehmung!

Ein schönes Motto für den Mind-Body-Weg ist: »Sei nicht so hart zu dir selbst.« Dazu gehört es, Demütigungen der Vergangenheit loszulassen und dir die früheren Völlereien zu vergeben. Es ist wichtig, dass du das negative Denken über deinen Körper bis hin zu »Ich hasse meinen Körper« überwindest, denn was du denkst, beeinflusst dein Wohlbefinden [18]. Das Hauptziel, das mit der Mind-Body-Arbeit in Bezug auf den Selbstwert verfolgt wird, ist die Aktivierung positiver Gedanken und Gefühle, die für deinen Körper kräftigend sind. Das Essen ist dann nicht mehr dein Feind, sondern es macht Spaß, achtsam zu essen.

Positive Affirmationen, die deine Selbstliebe stärken, sind zum Beispiel [19]:

- Ich liebe mich, wie ich bin.
- Ich bin schön, ich habe Vertrauen zu mir.
- Ich bin wertvoll und bewege mich selbstsicher
- Ich esse nur, wenn ich körperlich hungrig bin.
- Meine Körperübungen am Morgen/Abend machen mich glücklich und entspannt.
- In mir ist Liebe für Mensch und Natur.
- Mein Körper ist voller Energie.
- Meine Zukunft bietet ungeahnte Möglichkeiten.
- Die beste Zeit liegt noch vor mir.
- Es erwarten mich noch viele Wunder.
- Das Leben ist gut zu mir.
- Ich bin stark und selbstbewusst.
- Ich bin frei.
- Glück und Harmonie sind in mir.

Du kannst diese Gedanken für dich anpassen und nacheinander auf dein Handy sprechen, langsam mit schöner Hintergrundmusik. Kurz vor dem Einschlafen diesen Text oder einen anderen Bestärkungstext zu hören, kann dein Unterbewusstsein und dein Selbstbewusstsein stärken. Es ist sehr wichtig, dass du nett zu dir bist, auch wenn der Esszwang mal wieder über dich kommt. Sage dir: »Ich bin noch im Lernprozess und es wird bald verinnerlicht sein. So lange bin ich liebevoll und geduldig mit mir selbst.«

Radikales Umdenken: Abnehmen ohne Stress

Vielleicht fragst du dich, ob man wirklich mit Mind-Body-Methoden wie Selbst-liebe und Meditation abnehmen kann. Ja, es funktioniert tatsächlich, denn sie setzen bei den Ursachen für das Überessen an, nicht bei den Symptomen, wie es bei einer Diät der Fall ist. Unbewusstes Essen wird mit mentalem Training wie Achtsamkeit immer weniger und dadurch werden Kalorien automatisch reduziert. Jeder Körper und jede Lebensgewohnheit sind anders, sodass es wichtig ist, dass du genau auf deinen Körper und dein Hungergefühl hörst. Die Bodyübungen helfen dir, die Verbindung zu deinem Körper zu vertiefen. Sie sind für jeden geeignet und nicht als reine Gymnastik gedacht, sondern zur Entspannung und Achtsamkeit gegenüber sich selbst.

Praxistipp: Selbstliebe-Meditation

Höre schöne entspannende Musik und lege dich in lockerer Kleidung gemütlich hin:

- Atme tief köstlichen Sauerstoff in deine Lungen.
- Konzentriere dich auf das Atmen in deinen Bauch.
- Mit jedem Atemzug bekommst du mehr Energie.
- Wenn du dir Zeit für dich nimmst, fühlst du dich wohler.
- Werde dein bester Freund/deine beste Freundin.
- Was passiert, wenn du dich überisst?

- Schenke dir fünf Minuten Achtsamkeit: Was passiert, wenn du nicht isst?
- Welches Gefühl soll gerade vermieden werden?
- Ich verdiene es, abzunehmen.
- Ich habe das Recht, glücklich zu sein.
- Ich verdiene es, einen attraktiven Körper zu haben.
- Ich bin verantwortlich für das, was ich mir in den Mund stecke.

Es ist wichtiger, ein gutes Gefühl für mich zu haben als mich vollzustopfen.

Jetzt fragst du dich vielleicht: Wie soll ich das schaffen? Keine Sorge, auch die leckerste Vollmilchschokolade wird einem ganz schnell über. Viel befriedigender ist es, mit richtig Hunger zu essen. Weniger essen und trotzdem diätlos glücklich wirst du, indem du wieder lernst, auf den eignen Körper und dessen Bedürfnisse zu hören. Dazu braucht es kein Ernährungsdogma, denn das ist eine ganz individuelle Sache.

Und übrigens: Du darfst dich ohne dein Traumgewicht gut fühlen. Vergiss Diätregeln, die widersprechen sich oft. Auch die Einteilung in gute und böse Lebensmittel gibt es nicht. Ich habe schon Menschen betreut, die 6-mal am Tag jeweils nur ein bisschen gegessen und trotzdem abgenommen haben. Und es gibt auch jene, die zwar total gesund essen, das aber in sehr großen Mengen – dann kann das Abnehmen natürlich nicht klappen. Oft haben Menschen, die ich berate, eine Diätkarriere hinter sich und sind demotiviert, auch von digital manipulierten Promifotos. Da die Mind-Body-Methode aber einen neuen Weg der mentalen Veränderung bietet, hilft diese viel nachhaltiger beim intuitiven Essen und Abnehmen, weil du zu einer neuen Lebensweise findest. Und das Gute: Du brauchst nicht mehr zwanghaft Kalorien zu zählen und wirst feststellen, dass die Bodyübungen sogar Spaß machen.

Wir können aufhören, uns schlecht im eigenen Körper zu fühlen, indem wir unseren ureigensten Bedürfnissen auf die Spur kommen. Gesellschaftliche Normen ändern sich, das Wichtigste deshalb ist die Selbstakzeptanz, der Rest kommt danach.

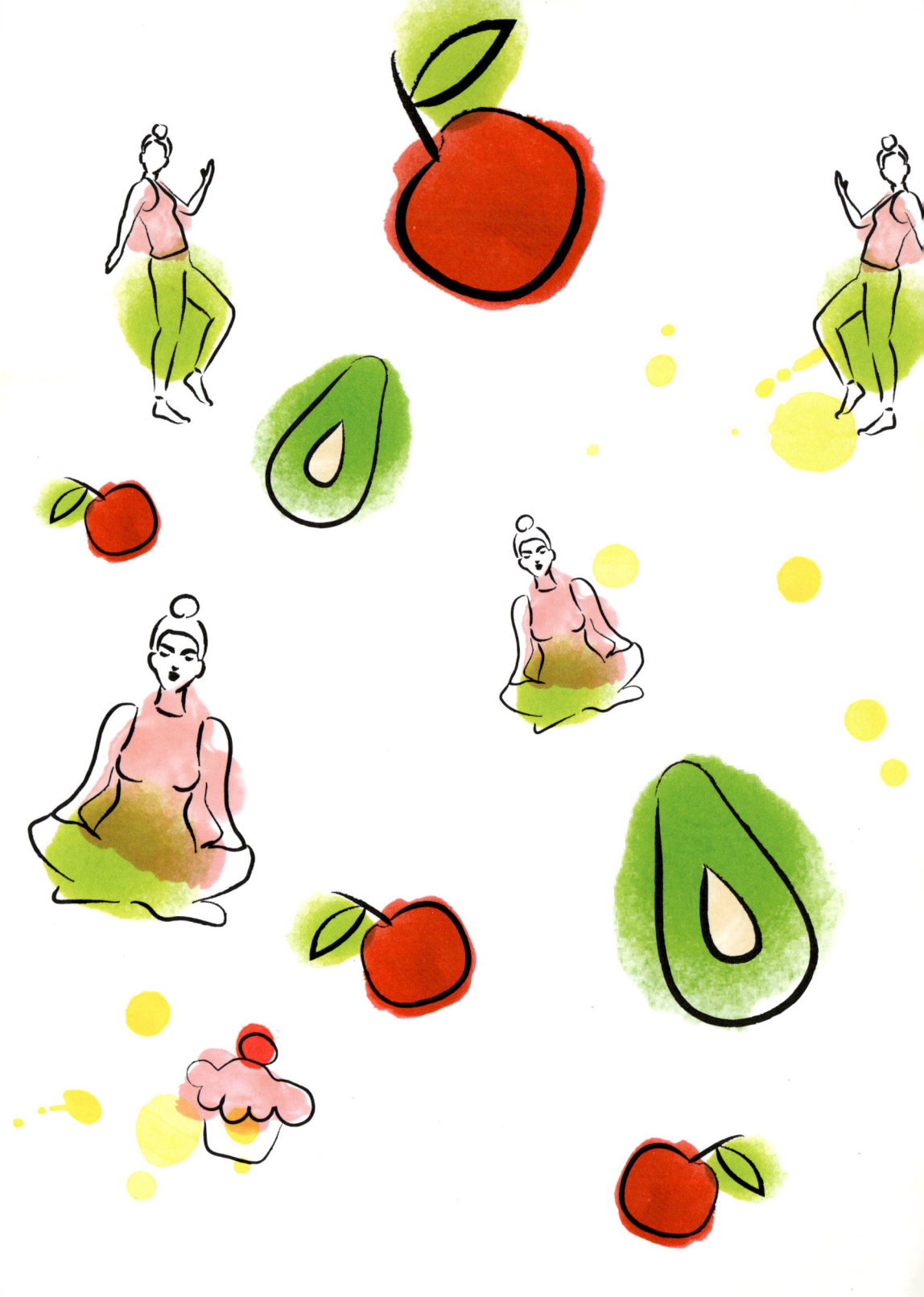

Step 3:
Nie mehr Jo-Jo-Effekt!

Kurzfristig ein paar Kilo abnehmen kann beinahe jeder. Die Schwierigkeit ist jedoch, das reduzierte Gewicht dauerhaft zu halten. Meine Tipps helfen dir dabei!

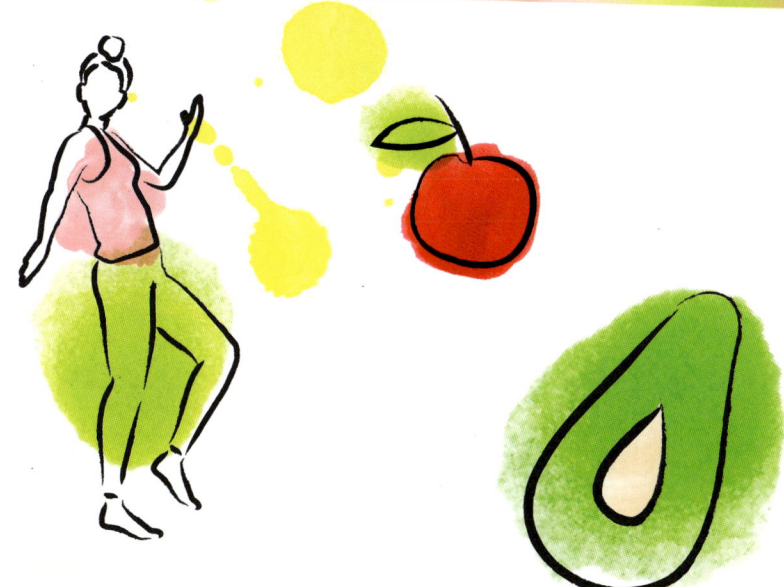

Wie kann ich mein Wohlfühlgewicht halten?

Bestimmt kennst du das auch: Du hast eine Diät durchgehalten und abgenommen. Aber kaum isst du wieder normal, nimmst du zu. Was kannst du dagegen tun?

Wer einmal mit den Diäten begonnen hat, kommt dadurch oft in einen Teufelskreis. Hat die Diät geholfen, ein paar Kilo zu verlieren, und man isst wieder normal, kommen die Kilo zurück und oft sogar noch mehr davon – der sogenannte Jo-Jo-Effekt. Bei den meisten Diäten verliert man hauptsächlich Wasser, der Stoffwechsel schaltet auf reduzierten Umsatz, weil dem Körper zu wenig Kalorien zugeführt werden, und man nimmt, wenn man dann wieder normal isst, zu. Der Körper ist an wenig Energiezufuhr gewöhnt, alle überschüssige Energie wird sofort gespeichert. Deshalb ist langsames Abnehmen, auch wenn das ungeduldig machen kann, die bessere Variante als Crashdiäten. Diesen Abnehmerfolg auch zu halten, erleichtern die Mind-Body-Methoden.

>> *Auch eine Reise von tausend Meilen beginnt mit dem ersten Schritt.* <<
Laotse

Wie halte ich das neue Essverhalten langfristig durch?

Was hilft dir, deine neuen Gewohnheiten langfristig zu etablieren? Als Erstes solltest du neue Verhaltensweisen so oft wiederholen, dass sie automatisch ablaufen. Dann solltest du die Barrieren, die beim Abnehmprozess hinderlich sein können, identifizieren und dir vorher Lösungen überlegen. Mit Belohnungen fällt das alles leichter. Um das neue entspannte Verhalten beim Essen langfristig durchzuhalten, gibt es eine Vielzahl von Methoden, über die ich dir erstmal einen

Überblick gebe. In den nächsten Kapiteln erkläre ich sie dann ausführlich.

Entspannung im Alltag öffnet die Tür zum Unterbewusstsein und verbindet dich mit dir selbst. Ruhe und Meditation können Seelen- oder »Mind«-Nahrung sein. Wenn du emotional hungrig bist, kannst du auch gieriges Verlangen nach Nahrung haben, egal ob du schon etwas gegessen hast oder nicht. Nur in Balance und Ausgeglichenheit kannst du ins Gleichgewicht kommen. Nahrung und Gefühle können durcheinanderkommen und damit auch Körperbedürfnisse und Seelenbedürfnisse. Die Beziehung zwischen Essen und Gefühlen stammen aus der frühesten Kindheit, in der es immens wichtig war, gefüttert zu werden. Die physikalische und emotionale Verknüpfung mit der Mutter schafft Nähe und Bindung durch die Fütterung.

Wenn man das Übereessen als Erwachsener heilen möchte, darf man nicht Gefühle und Hunger durcheinanderbringen. Diäten scheitern deshalb so oft, weil ein emotionaler Hunger den Abnehmbestrebungen entgegensteht, aber nicht als solcher erkannt wird. Emotionaler Hunger kann nur durchbrochen werden, wenn wir unsere Gefühle besser kennenlernen. Es geht beim Übereessen oft um den Versuch, Spannungen loszuwerden und schlechte Gefühle mit dem Essen zu überlagern. Diese Spannungsregulation wird mit den hier vorgestellten Methoden in eine gesündere Bahn gelenkt

und bietet eine gute Alternative zum Essen. Um diese Gefühlsspannungen in Griff zu bekommen, ist es gut innezuhalten, um gute Entscheidungen zu treffen. Den Essimpuls bewusst wahrzunehmen, heißt auch zu schauen, ob er zu- oder abnimmt. Vielleicht hilft es dir aufzuschreiben, wo im Körper du ihn fühlst und wie hoch er auf einer Skala von 1 bis 5 ist:

1. pappsatt
2. angenehm satt
3. neutral (weder hungrig noch satt)
4. körperlich hungrig
5. am Verhungern (extrem hungrig)

Wenn du dich zwischen 2 und 3 bewegst, wirst du dich wahrscheinlich am wohlsten fühlen. Und auch, wenn du nur mit richtigem Hunger isst.

Wie lange kannst du dem Essimpuls ohne wirklichen Hunger standhalten? Ist es wirklich das Bedürfnis nach Essen, das du verspürst, oder vielleicht doch etwas anderes? Kannst du ihn mit Selbstvertrauen vertreiben? Das ist nicht von heute auf morgen möglich, kann aber durch Wiederholung trainiert werden. Aus der Stressforschung weiß man, dass Dauerstress dem Körper die Fähigkeit nimmt, zu entspannen. Um Stress abzubauen, essen einige übermäßig. Die Mind-Body-Medizin setzt darauf, diese Entspannungsfähigkeit wiederzuerwerben.

Plane die Aktivitäten fest in deinen Alltag ein, die dir guttun, Spaß machen und Energie geben. Mit angenehmen Aktivitäten werden nämlich positive Emotionen geweckt. Du kannst beobachten, wie das Auswirkungen auf dein Essverhalten hat. So kann Stress, besonders der mit dem Essen, präventiv bewältigt werden. Die Übungen bieten auch wunderbare Alternativen zum Essen. Kommst du müde nach Hause, brauchst du dich nun nicht mehr gleich auf das Essen zu stürzen, sondern kannst erstmal verschiedene Übungsformen ausprobieren. Nimm dir am besten eine Art der körperlichen oder mentalen Entspannungsmethode pro Tag vor und probiere aus, was dir am besten gefällt.

Auch wenn deine Gedanken immer wieder um das Essen kreisen, hilft die Mind-Body-Methode, die nicht nur mit bewusster Entspannung arbeitet, sondern mit dem Wechsel von An- und Entspannung. Das ist sowohl für den Körper als auch für den Geist beim Abnehmen sehr hilfreich, da du dich besser auf deine Ziele konzentrieren kannst und dich geistig und körperlich fitter fühlst. 20–40 Minuten am Tag genügen, um diese Methoden zu trainieren.

》 *Was du heute denkst, wirst du morgen sein.* **《**

Buddha

Wiederholende Routinen prägen den Inhalt ein. Die folgenden Glaubenssätze kannst du gerne auf dein Handy sprechen. Dadurch verfestigen sich die Aussagen noch mehr und außerdem hast du

sie immer bei dir und kannst sie jeden Tag auf dem Weg zur Arbeit oder bei einer anderen Beschäftigung anhören. So wird auch jede Wartezeit oder Bahnfahrt achtsamer.

Deine Gedanken führen dich dahin, wo du sein willst. Durch die überzeugten Wiederholungen schaffen wir diese Realität. Dabei ist die Dankbarkeit für den Körper, egal wie schwer er ist, sehr wichtig. Hier einige Beispiele für positive Gedanken, die du immer wiederholen kannst:

- Meine positiven Gedanken tragen dazu bei, meinen schlanken Körper zu erschaffen.
- Mein Körper weiß, was er für Nahrung benötigt, denn er besitzt Köperintelligenz.
- Ich lasse zu, dass Selbstliebe alle Teile meines Körpers durchströmt.
- Ich befreie mich jetzt von Angst und Zweifel und werde frei und leicht.
- Ich fürchte mich nicht vor dem Wandel.
- Ich schaffe mir eine schöne Umgebung, denn nur ich weiß, was mir gefällt.
- Ich vergleiche mich nicht mit anderen, denn ich bin einzigartig.
- Ich vergebe mir selbst, wenn ich zu streng mit mir war.
- Ich bin bereit, alte Kümmernisse aus der Vergangenheit loszulassen und frei zu leben.
- Ich bin in meinem Körper zu Hause und fühle mich in ihm wohl. Ich bin dankbar dafür, in ihm zu leben.

- Meine Gesundheit wird immer vollkommener, da ich auf gesunde Ernährung achte.
- Ich bin gesund und mit Freude erfüllt.
- Ich bin dankbar für meinen wunderbaren Körper. Ich pflege und verwöhne ihn gerne.
- Ich entscheide mich dafür, glücklich und stark zu sein und mich nicht zu überessen! (Wir haben die Freiheit, Entscheidungen zu treffen. Darum kannst du das jeden Morgen zu dir sagen.)
- Ich kann Unnötiges loslassen. (Da Abnehmen auch etwas mit Loslassen im übertragenen Sinn zu tun hat, werden Impulse an das Unterbewusstsein gesendet, wenn du dich von materiellem Ballast befreist, also zum Beispiel deine Wohnung oder den Arbeitsplatz entrümpelst.)

Die Mind-Body-Methoden sind einzeln gesehen nicht brandneu und auch kein Allheilmittel, aber gemeinsam befähigen sie Geist und die Seele, sich zu verändern und zu stärken. Also: Feed your soul – Los geht's!

Entspannung für die Seele

Bewegung für die Seele macht gute Laune und entspannt. Die Übungen kannst du gut zu Hause praktizieren – sie sind alle alltagstauglich, ganz bestimmt!

Auf den nächsten Seiten stelle ich dir verschiedene Entspannungsmethoden aus dem Mind-Bereich vor: Gehmeditation, Minis, Atemmeditation, Metta-Meditation, Bodyscan, Autogenes Training und Achtsamkeitsmeditation. Probiere sie einfach mal aus – du wirst schnell merken, welche davon dir am meisten zusagen.

Meditationsformen zum Ausprobieren

Spannungen und Stress nehmen in unserer Gesellschaft immer mehr zu, sodass Entspannung durch Meditationen dir auf deinem Weg sehr helfen kann. Halte den Stress mit Meditation in Grenzen. Entspannung im Alltag öffnet die Tür zum Unterbewusstsein und verbindet dich mit den drei Teilen deines Selbst: Körper, Geist und Seele.

>> *Du sollst täglich 20 Minuten meditieren. Es sei denn, du bist zu beschäftigt, dann solltest du eine Stunde meditieren.* «

Zen-Sprichwort

Bei allen Meditationsformen geht es darum, die Wahrnehmung bewusst auf den gegenwärtigen Moment zu lenken und sich auf das zu konzentrieren, was im jeweiligen Augenblick wahrgenommen wird. Meditationen sind mentale Übungen (und keine Esoterik im Schneidersitz), um zur Ruhe zu kommen. Dabei geht es in keiner Weise um Leistung oder um Richtig oder Falsch – Meditation hilft dir vielmehr dabei, dich im Hier und Jetzt zu verankern.

Die volle Aufmerksamkeit hilft dir, Balance herzustellen und Energie zu gewinnen. Die Übungen unterstützen dich darin, immer wieder mit der Wahrnehmung in das Jetzt zu kommen. In der Praxis wird dazu die Aufmerksamkeit immer wieder auf ein sogenanntes Meditationsobjekt gelenkt. Das kann das Beobachten der Atembewegung sein oder auch das bewusste Wahrnehmen von Körperempfindungen. Durch diese bewusste Lenkung der Aufmerksamkeit auf den Körper und den Atem ist es beispielsweise auch möglich, aus kreisenden Gedanken über das Essen auszusteigen.

Den wissenschaftlichen Beweis, dass Meditieren gut bei Stress ist und beim Abnehmen hilft – denn Body Shaming ist Stress –, erbrachte u.a. die Psychologin Britta Hölzel [20]. Frauen haben im Schnitt 13 negative Gedanken über ihren Körper pro Tag. Und 97% der Frauen denken mindestens einmal am Tag: »Ich hasse meinen Körper.« [21] Eine andere Studie hat herausgefunden, dass auch kurze Meditationen gegen Stress helfen. Forscher der Carnegie Mellon University haben belegt, dass schon drei 25-minütige Praxiseinheiten Achtsamkeitsmeditation an drei aufeinander folgenden Tagen ausreichen, um auf eindrucksvolle Weise Stress abzubauen. Damit ist die gelegentlich vertretene Behauptung widerlegt, man müsse erst einmal lange

Zeit meditieren, bevor man die Früchte der Entspannung ernten könne. Die Versuchs-Meditationsgruppe lernte an drei aufeinanderfolgenden Tagen mit Trainingseinheiten von 25 Minuten, sich auf den Atem und den gegenwärtigen Augenblick zu konzentrieren, und wurde mit einer Vergleichsgruppe getestet [22].

Bewiesen ist also mehrfach, dass Meditation positive Auswirkungen auf Geist und Körper hat. Sitzpositionen sind dabei egal. Meditation ist ein Akt der Selbstliebe und die aufregendste Reise überhaupt, nämlich die Reise in dich selbst. Zu Anfang sind geführte Meditationen auf CD mit Musik empfehlenswert, um die eigenen Gedanken im Zaum zu halten. Ohne Audiobegleitung können Gedanken als Hintergrund wahrgenommen werden, denn der Geist wird nie ganz still sein. Durch die Musik im Hintergrund kommst du in die Wahrnehmung deines Ichs und auch in die Wahrnehmung deines Körpers.

Suche dir eine der Meditationen aus, die ich dir auf den folgenden Seiten vorstelle. Fange langsam an. Entziehe dich der Hektik des Alltags. Die Meditation soll den Geist verlangsamen, egal wie du sitzt oder liegst, ob du die Augen auf oder geschlossen hast. Hauptsache, du richtest dich gut ein (vielleicht mit einer warmen Decke). Nimm dann ein paar tiefe Atemzüge. Wenn Gedanken kommen, sei nachsichtig mit dir selbst. Lege den Fokus dann sanft zurück auf den Atem.

Zur Meditations-Entspannungs-Vertiefung kannst du eine Schlafbrille oder Wattepads auf deine Augen legen. Geführt mit Musik oder begleitender Sprache ist für manche das Meditieren einfacher. Musikmeditation (zum Beispiel Deva Premal oder Klassik wie Chopin) kannst du dir ganz nach deinem Geschmack aussuchen.

Lege das Buch jetzt ruhig einmal zur Seite und beobachte deinen Atem. Wie ist er? Flach und hektisch? Oder tief und gleichmäßig? Schließe die Augen und zähle die Atemzüge mit. Atme möglichst tief und lange aus.

Gehmeditation

Meditieren beim Gehen beweist, dass wir beim Meditieren nicht stillsitzen müssen. Übe gerne an der frischen Luft oder auch zuerst daheim. Du kannst die Gehmeditation auch in der Mittagspause oder auf dem Weg zur Arbeit üben.

- Achte beim Gehen auf deine Bewegungen und besonders auf deinem Atem.
- Nimm jeden Schritt und dessen Abläufe wahr.
- Atme mit jedem Schritt vier Atemzügen ein und fünf Atemzügen aus.
- Nimm langsame lange und regelmäßige Atemzüge. Atme bewusst ein und aus.
- Lächle sanft.
- Spüre in die Füße. Fühlst du Verspannungen?

- Spüre, wie du den rechten Fuß langsam auf der Ferse absetzst und mit der Ausatmung langsam abrollst.
- Konzentriere dich auf deinen Körper und mache dir deine Körperhaltung bewusst: Pendeln die Arme hin und her? Was passiert mit den Schultern? Was mit den Knien? Was passiert in deinem Gesicht? Ist dein Kiefer locker?

Minis

Die sogenannten Minis (Minimeditationen) sorgen für schnelle Entspannung zwischendurch, denn du brauchst für diese Meditation nur wenige Minuten. Die Atmung wird mit dem Zählen verbunden. Bei der Einatmung dehnt sich der Brustkorb, beim Ausatmen geht er zurück. Zähle beim Einatmen 1–2–3–4 und beim Ausatmen rückwärts 4–3–2–1. Passe den Rhythmus an deine natürliche Atmung an und wiederhole die Übung 10-mal. Wenn du magst, kannst du dabei eine Hand auf dein Herz und eine auf den Bauch legen.

Durch das Zählen können die Gedanken nicht abschweifen. Diese Mini-Entspannung kann auch beim Warten, im Stau oder bei Bahnfahrten den Stressfaktor senken. Du kannst ein Ritual daraus machen, gerade dann, wenn innere Unruhe aufkommt. Noch einfacher geht's, wenn du beim Ausatmen »aus« denkst und beim Einatmen »ein«.

Atemmeditation

>> *Wenn du aufgebracht bist, tue oder sage nichts. Atme nur ein und aus, bis du ruhig genug bist.* «

Thich Nhat Hanh

Bei Stress kannst du dich so aus dem Alltag ausklinken. Gut ist, wenn du bei dieser Atemmeditation nicht gestört wirst. Du kannst sitzen oder liegen – wie es gerade passt. Lege eine Hand auf den Brustkorb, die andere unterhalb des Bauchnabels. Schließe die Augen, wenn du magst. Entspanne den Kiefer. Nimm den Kontakt zum Boden wahr und komme zur Ruhe. Spüre, wie sich dein Bauch und dein Brustkorb zart ausdehnen. Versuche auch eine Tiefenatmung, gerne auch ein Gähnen, das sehr entspannt. Du kannst folgende Wörter denken:

- Frieden: beim Einatmen »Frie-«, beim Ausatmen »-den«
- Sonne: beim Einatmen »So-«, beim Ausatmen »-ne«

So kann sich dein Geist und das übermäßige Essverlangen beruhigen. Spüre das Ein- und Ausatmen in deiner Nase. Wo fühlst du den Atem noch? Verweile dort in Achtsamkeit.

Wenn der Geist bei der Atemmeditation nach ein paar Atemzügen abschweift, rufe dich freundlich zurück und lasse die ablenkenden Gedanken wie Wolken weiterziehen. Tipps für Atemmeditationen im Internet findest du im Serviceteil (Seite 117).

Metta-Meditation

Metta-Meditation wird auch Selbstmitgefühl-Meditation oder Liebende-Güte-Meditation genannt. Während dieser Meditation beobachtest du deine Gefühle und lässt die negativen Gedanken ziehen. Du brauchst dafür nur etwas Ruhe und einem bequemen Platz. Ob du zu einer entspannenden Musik meditierst oder nicht, entscheidest du. Auch das Meditieren nach gesprochenen Anleitungen ist möglich. Achten solltest du in jedem Fall auf eine entspannende Körperhaltung. Ob du im Liegen auf der Couch oder einer Matte, im Schneidersitz oder im Sitzen meditierst, ist dir überlassen. Ein tiefes und ungehindertes Atmen sollte jedoch möglich sein. Der Erfolg meditativer Übungen ist schließlich weniger von Körperhaltung und Raumduft abhängig als von dir selbst und deiner Bereitschaft, dich auf meditative Erfahrungen einzulassen.

In der dir angenehmsten Körperposition kannst du jeden Tag nach der Morgen- oder Abendroutine üben. Es geht dabei darum, dir selbst (oder anderen) positiv zu begegnen, um Mitgefühl zu entwickeln. Probiere es einfach einmal aus:

Lege oder setze dich bequem hin und komme zur Ruhe. Schließe die Augen und denke an dich mit liebender Güte:

- Es möge mir gut gehen.
- Ich möge glücklich sein.
- Ich mag mich selbst.
- Gesund möge ich sein.

Bodyscan

Eine weitere Meditationsform ist der Bodyscan: eine schöne Meditationsübung und eine Reise durch den Körper, um die Beziehung zwischen Körper und Geist zu vertiefen. Unter einem Bodyscan versteht man das achtsame innere »Abtasten« des Körpers in Ruhe. Achtsam deshalb, weil es dabei um mehr als nur um Aufmerksamkeit geht, bei der du sitzend oder liegend deinen Fokus nacheinander auf verschiedene Bereiche des Körpers und deine Emotionen richtest. Zuerst spürst du dabei die Auflage des Körpers am Boden und deine Atembewegungen. Dann nimmst du von den Zehenspitzen bis zum Kopf deinen ganzen Körper Stück für Stück in den Fokus:

1. Lege dich auf den Rücken und schließe die Augen. Es geht nicht darum, etwas zu verändern oder zu erreichen. Es geht darum, einfach zu beobachten, was ist, und es von Augenblick zu Augenblick so anzunehmen, wie es ist.
2. Beobachte den Atem: wie sich deine Bauchdecke hebt und senkt, ganz von selbst, ohne dass du etwas tun musst. Einfach beobachten: ein und aus und Pause.
3. Lenke deine Aufmerksamkeit auf die Zehen des linken Fußes. Beobachte, was du in den Zehen wahrnimmst: Temperatur, Berührung (wenn sie zugedeckt sind), ein Kribbeln, die Stellung der Gelenke, etwas anderes oder vielleicht auch gar nichts. Es ist auch in Ordnung, eben ganz bewusst nichts zu spüren. Für manche Menschen ist die Vorstellung hilfreich, den Atem dorthin zu lenken, gleichsam in die Zehen zu atmen und wieder aus ihnen heraus. Stell dir vor, wie der Atem durch die Nase einströmt, ein feiner Hauch, erst in die Lungen, weiter in den Bauchraum, in das linke Bein bis in die Zehen – und wieder zurück.
4. Gehe für kurze Zeit mit der Aufmerksamkeit wieder zu deiner Atmung. Dann wende dich der Fußsohle zu, der Ferse, dem Knöchel. Und während du auch in diese Körperteile bewusst hinein- und wieder herausatmest, nimm alle Empfindungen wahr. Registriere sie und lasse sie dann sogleich wieder los.
5. Sobald du merkst, dass Gedanken auftauchen, hole die Aufmerksamkeit zum Atem und zur jeweiligen Körperregion zurück.
6. Taste dich innerlich auf diese Art und Weise durch das linke Bein aufwärts, dann von den Zehen des rechten Fußes über das rechte Bein, den Rumpf, von den Fingern der linken Hand zur linken Schulter, von den Fingern der rechten Hand zur rechten Schulter, vom Hals über den Kopf bis zum Scheitel.
7. Die Aufmerksamkeit bleibt währenddessen auf den Atem und die verschiedenen Empfindungen in den unterschiedlichen Körperregionen gerichtet. Atme bewusst hinein und wieder heraus [23].

Nimm dir einmal am Tag etwa 30 Minuten Zeit für einen solchen Bodyscan. Zum Erlernen ist eine CD mit den aufgesprochenen Übungen hilfreich. Auch im Internet findest du verschiedene Meditationen mit unterschiedlicher Entspannungsmusik (Adressen im Serviceteil, Seite 117).

Autogenes Training

Das Autogene Training wird in entspannter Haltung durchgeführt und beinhaltet Übungen zur Muskelentspannung. Ziel des Autogenen Trainings ist es, sowohl körperlich als auch psychisch eine positive Veränderung zu erreichen: Du wirst dich danach erfrischt fühlen. Seelische Spannungszustände und körperliche Verspannungen werden ausgeglichen, indem äußere Reize reduziert werden und eine Konzentration stattfindet. Autogenes Training funktioniert durch Autosuggestion. Du sagst dir gedanklich immer wieder Sätze vor wie: »Mein rechtes Bein wird ganz schwer«, und versetzt dich somit selbst in einen tiefen Entspannungszustand. Diese Schwereübungen werden mit tiefen gleichmäßigen Atemzügen verbunden.

Als Einstieg stelle ich dir drei Grundformen des Autogenen Trainings vor. Zu jeder gibt es eine eigene Vorsatzformel, die man sich in Gedanken mehrfach vorspricht. Die Übungen können im Sitzen oder Liegen ausgeführt werden.

Die Schwere-Übung kann nach ausgiebigem Training ein Schweregefühl in den gewünschten Körperteilen auslösen.

Sage gedanklich: »Die Arme und Beine sind ganz schwer.« Dann wird der Kopf schwer, der Rücken wird schwer und sinkt in den Boden usw.

Die Wärme-Übung fördert die Durchblutung der Gliedmaßen: »Die Arme und Beine sind warm, die Füße sind warm, usw.«

Die Atem-Übung steigert die Entspannung durch gezielte Atemtechnik. Sage dir: »Mein Atem fließt ruhig und gleichmäßig.« Lass den Atem so fließen, wie es der Rhythmus deines Körpers vorgibt, und er wird sich ganz von alleine beruhigen.

Während der Lernphase solltest du täglich üben. Du kannst Autogenes Training auch in Kursen unter professioneller Anleitung lernen, auch im Internet. Informationen über Angebote in der Nähe gibt es bei Krankenkassen (die oft auch einen Teil der Kosten übernehmen) oder Volkshochschulen. Eine Anleitung zum Selbstüben findest du im Serviceteil (Seite 117).

Achtsamkeitsübungen

Im Gegensatz zum Autogenen Training legen die Achtsamkeitsübungen den Fokus auf das Erleben des Selbst in der Gegenwart. Wissenschaftliche Studien weisen darauf hin, dass achtsamkeitsbasierte Stressreduktion äußerst wirksam ist, wenn man sie täglich übt. Stress und Ängstlichkeitssymptome ließen sich so lindern und der Blutzuckerspiegel, das Körpergewicht und das Level von Stresshormonen im Blut können sinken [24].

Achtsamkeit hilft dabei, auf Alltagsherausforderungen weniger reflexhaft zu reagieren und nicht in alte Muster zu verfallen, so wie es bei Fressattacken häufiger vorkommt. Da Achtsamkeit die Intensität der Emotionen reguliert, kann abnahmebedingter Stress besser bewältigt werden. Die Achtsamkeitsbasierte Stressreduktion (Mindfulness-Based Stress Reduction – MBSR) ist ein von Jon Kabat-Zinn in den späten 1970er Jahren in den USA entwickeltes Programm zur Stressbewältigung durch gezielte Lenkung von Aufmerksamkeit und durch Entwicklung, Einübung und Stabilisierung erweiterter Achtsamkeit.

Nur 15–20 Minuten pro Tag Achtsamkeit zu üben, kann helfen, Emotionen zu regulieren oder im emotionalen Chaos ruhig zu bleiben. Achtsamkeit übt man nicht nur mit dem Meditieren, sondern auch zwischendurch, zum Beispiel:

- wenn du aufwachst, einen Moment im Bett liegen bleiben und bewusst atmen
- unter der Dusche bewusste kreisförmige Handbewegungen an Kopf, Bauch, Armen und Beinen machen
- auf dem Arbeitsweg die Umgebung bewusst betrachten

- bei der Arbeit auf deine Emotionen und körperliche Empfindungen wie Verspannungen achten. Wenn du sie frühzeitig wahrnimmst, kannst du oft aktiv etwas dagegen tun (zum Beispiel mit Pausen), statt impulshaft zu reagieren.
- beim Essenzubereiten und beim Essen selbst innehalten, auf Empfindungen achten und genau spüren, wann du satt bist

Intuitives Essen

Intuitives Essen, oder »Mindful Eating«, ist eine Methode, bewusster zu essen. Dabei geht es um achtsames Essen im Sitzen, bei dem du langsam kaust und genussvoll, mit allen Sinnen isst und das bewusst zelebrierst. Dadurch bekommst du mehr Vertrauen zu deinem eigenen Essverhalten, das nicht von Diäten und Ernährungsplänen von außen geregelt wird. Denn Diäten bringen den Körper dazu, Fett zurückzuhalten, und der Stoffwechsel verlangsamt sich. Diäten führen auch dazu, dass wir die Kontrolle über das Essverhalten verlieren. Dieses natürliche Essverhalten erreichst du, indem du nach diesen drei Regeln auf deinen Körper hörst:

- nur essen, wenn du wirklich körperlich hungrig bist (und nicht aus Gefühlshunger oder spontanem Augenhunger, wenn du etwas Leckeres zwischendurch siehst)
- achtsam, bewusst und langsam essen. Sich Zeit nehmen und nicht nebenher essen. Besteck einfach mal weglegen.

Achtsames und intuitives Essen

Die Kunst des achtsamen Essens besteht darin, langsamer zu essen und mehr zu genießen, mit allen Sinnen. Schmecke und rieche dein Essen, lass dich nicht ablenken und kaue langsam. Nimm dir mindestens 20 Minuten Zeit zum Essen. Wenn du schnell isst, isst du eher zu viel, als wenn du langsamer isst, denn es dauert fast 20 Minuten, bis der Magen das Signal an das Gehirn sendet, dass er satt ist. Ich praktiziere gerne auch die achtsame Essenszubereitung, sie beginnt schon vor dem Einkauf. Ich spüre nach, was mir guttut, und kaufe dann das ein. Vor dem Kochen alles achtsam zu schneiden, ist eine gute Vorbereitung auf das spätere Essen.

Körpersignale der Fülle liebevoll wahrnehmen – so kannst du den Sättigungsprozess leichter beobachten.

• mit dem Essen aufhören, wenn du angenehm satt bist. Dazu ist es wichtig, etwas zu essen, das dich wirklich satt macht, und auf die Sättigung zu achten, die oft etwas später einsetzt.

Eine Untersuchung des National Institute of Health zeigte, dass achtsames Essen nicht nur beim erfolgreichen Abnehmen eine große Rolle spielt, sondern auch helfen kann, anschließend das Gewicht zu halten [25].

Das Gegenteil des achtsamen Essens ist hastiges Essen, Essen mit Ablenkung (Fernsehen) oder im Gehen. Hier kannst du den Punkt der Sättigung nicht mehr rechtzeitig wahrnehmen. Deshalb iss jeden Bissen mit Dankbarkeit und Genuss. Sieh dir deine Mahlzeit vorher genau an, rieche daran.

Ob du wirklich hungrig bist, merkst du auch dran, dass dir das Essen richtig gut schmeckt – sobald ein Bissen nicht mehr so gut schmeckt, mache eine kurze Pause. In der Regel bedeutet das, dass dein Körper genug Nahrung nach seinem Bedarf aufgenommen hat. Wenn du glaubst, die Sättigung nicht wahrnehmen zu können, kannst du übergangsweise feste Uhrzeiten für die drei Hauptmahlzeiten festlegen. So kann das Essen nicht mehr durch Emotionen gesteuert werden.

Automatisches Überessen kann durch Achtsamkeit gestoppt werden. Das beginnt schon beim Einkaufen; hier fällt es vielen leichter, vernunftgesteuert zu handeln, was das gesunde Essen zu Hause leichter macht [26]. Auch wichtig: nicht hungrig einkaufen gehen, sich Zeit nehmen und möglichst unverarbeitete Lebensmittel kaufen. Überlege für dich: Wann esse ich unachtsam? Kann ich das emotionale Essen auf eine Vernunftebene bringen? Mentaltraining mit achtsamem Essen (Mindful Eating) beinhaltet:

- Nur essen, bis du satt bist, und nur das essen, worauf der Köper wirklich Lust hat. Nicht drum herumessen. Keine Angst: Nur Schokolade zu essen, macht nicht angenehm satt.
- Ein frühes Sättigungssignal ist, dass das Essen nicht mehr so gut schmeckt wie zu Anfang.
- Bei angenehmer Sättigung bist du noch leistungsfähig. Beachte die Auswirkung der Nahrung auf deinen Körper und dein Gefühl: Bist du angenehm satt, vollgestopft, pappsatt oder ist dir schon leicht schlecht?

Entspannung für den Körper

Bewegung ist wie Medizin – und verändert auch die Gehirnfunktion. Du kannst deine Seele über den Körper positiv beeinflussen, am besten mit achtsamen Übungen.

Ich schreibe hier bewusst nicht über Sport, denn alle wissen, dass Bewegung gesund ist. Allein mit Sport kann man aber nicht abnehmen, denn Sport macht auch hungrig. Bewegung ist aber trotzdem sehr wichtig beim Abnehmen, denn sie stärkt die Muskeln und Gelenke. Ich nenne diese leichte, meditative Art der Bewegung lieber Bodyarbeit. Die heilende Kraft der Bewegung ist wissenschaftlich belegt. Ergänzend zu den hier vorgestellten Bewegungsarbeiten empfiehlt die Mind-Body-Medizin auch ein Ausdauertraining wie Walking, Fahrradfahren und Schwimmen.

Der Geist kann den Körper heilen. Dazu braucht er Zuwendung. Dabei ist es wichtig, negative Glaubenssätze wie »Ich esse immer zu viel« in positive umzuwandeln wie »Ich liebe mich«. Bodyarbeit ist nicht zur körperlichen Selbstoptimierung gedacht, sondern damit du mit deinem Körper und deinen Gefühlen in Kontakt kommst und den Körper moderat bewegst. Überlege, welche Arten der Bewegung du gern machst. Welche Bewegungsarten kannst du dir vorstellen und in den Alltag einbinden? Entspanne dich nach der Arbeit, indem du dich erst einmal für zehn Minuten hinlegst.

Bei achtsamen Body-Übungen zeigt dir dein Körper, wie er sich fühlt. Im Alltag ist es oft umgekehrt und wir sagen dem Körper überdeutlich, was er zu tun hat. Übergewichtige, die bisher keinen Sport gemacht haben, weil zum Beispiel die stark belasteten Gelenke wehtaten, haben mit den folgenden Übungen die Möglichkeit, wieder in Bewegung zu kommen. Auf den nächsten Seiten stelle ich dir verschiedene Entspannungsmethoden aus dem Body-Bereich vor:

- Progressive Muskelentspannung
- Feldenkrais
- Qigong, Tai-Chi
- achtsame Yogaformen (Yin Yoga, Luna Yoga, Benefit Yoga®, Yoga Nidra)

Nicht für jeden ist Yoga geeignet. Wer sich besonders behutsam bewegen will, kann je nach Trainingsziel auch zwischen Slow-Yoga, Tai-Chi, Qigong, Feldenkrais und Progressiver Muskelentspannung wählen. Diese Disziplinen haben mit vielen Varianten des Yoga gemein, dass sie eher bedächtig durchgeführt werden, also keine zu schnellen Bewegungen verlangen. Zudem geht es auch darum, den eigenen Körper möglichst bewusst wahrzunehmen. Sie eignen sich auch für untrainierte Menschen. Die meisten Krankenkassen beteiligen sich mittlerweile an den Kosten für das Erlernen dieser Methoden, das Nachfragen lohnt sich.

Das bestärken die unterschiedlichen Methoden:

- Aufmerksamkeit: Tai-Chi, Progressive Muskelentspannung
- Atmung fließen lassen: Yoga, Qigong
- bewusste langsame Bewegungen: Qigong, Yoga
- Dehnungen: Yoga, Qigong
- Fühlen, Wahrnehmen: Yoga, Qigong, Feldenkrais
- Spüren: Feldenkrais, Qigong, Progressive Muskelentspannung

Progressive Muskelentspannung (PME)

Progressive Muskelentspannung wird auch »Muskelentspannung nach Jacobson« genannt. Dabei handelt es sich um ein Entspannungsverfahren, bei dem systematisch einzelne Muskelgruppen angespannt und wieder entspannt werden. Durch das achtsame Wahrnehmen der Körperempfindungen in der Anspannung und in der Entspannung nimmst du auch im Alltag die jeweiligen körperlichen Zustände sensibler wahr und entwickelt ein Bewusstsein für An- und Verspannungen der Muskeln sowie die Fähigkeit, Spannungen zu lösen. Anspannung und besonders Entspannung sind der Schlüssel zum Unterbewusstsein:

Praxistipp bei verspannten Schultern

Zwei Tennisbälle in eine Socke stecken und unter die verspannte Stelle auf dem Rücken legen. Je nachdem, wie du deinen Rücken verlagerst und wie es dir angenehm ist, übst du durch die Bälle Druck auf deine verspannte Stelle aus – das ist sehr entspannend, da du den Druck selbst bestimmst.

Wenn sich der Körper entspannt, entspannt sich auch die Seele.

Beim Hören von PME–Entspannungen solltest du äußere Reize vermindern. Deshalb im Bett am besten eine Augenbinde tragen, Zimmertür schließen und Jalousien runterlassen. Ein guter Geruch kann sehr hilfreich sein. Du kannst auch gerne Wattepads auf die Augen legen.

Bei allen Übungen steht das nicht wertende Annehmen dessen, was gerade im Augenblick wahrnehmbar ist, im Vordergrund. Das können Körperempfindungen (Druck, Kribbeln), Gefühle (angenehm, unangenehm), Emotionen (Angst, Trauer), Stimmungen, Sinneswahrnehmungen oder Gedanken sein.

Veränderungen nach PME–Entspannungen können sein:
• weniger Stress
• Du hältst dich leichter an das, was du dir vorgenommen hast.
• weniger negative Emotionen
• weniger Schmerzen

Digitaler Tipp: Sehr schön angeleitet ist die PME der Techniker Krankenkasse, die auch frei im Internet auf der TK-Homepage als Download zugänglich ist. Die genauen Angaben findest du im Serviceteil (Seite 117).

Es ist sinnvoll, eine der vorgestellten Entspannungsübung pro Tag anzuwenden, egal wie lange diese dauert; das können auch zuerst nur zehn Minuten sein.

Spanne im Liegen die genannten Körperteile nur kurz an, halte sie jeweils drei ruhige Atemzüge lang gespannt und fühle dann die entspannten Muskeln:
• Beide Hände ganz leicht zu Fäusten ballen, Arme beugen und mit dem Ausatmen loslassen.
• Für die Entspannung des Nackens: Kinn zur Brust, Schultern hoch zu den Ohren ziehen und dann entspannen.
• Schulterblätter leicht nach hinten und unten zusammenziehen, Bauch und Gesäß leicht anspannen. 3-mal atmen, dann loslassen und entspannen.
• Beine entspannen: Vorfüße anziehen, Fersen leicht gegen den Boden pressen, weiter atmen und entspannen.

Feldenkrais

Der Begründer der Feldenkraisübungen, Moshe Feldenkrais, nahm an, dass sich durch die Schulung der Selbstwahrnehmung grundlegende menschliche Funktionen verbessern und Schmerzen reduzieren lassen, und dass dies allgemein zu als leichter empfundenen Bewegungen führt. Die Methode verbessert nicht nur die körperliche Beweglichkeit, sondern auch den Zusammenhang mit der Atmung. Die Übungen werden ohne Leistungsdruck und achtsam durchgeführt, damit sich ein Gespür für das Zusammenspiel der Körperteile entwickelt. So lösen sich Körperspannungen auf, indem die körperliche und auch die mentale Ebene in den Übungen verbunden werden. Diese kleinen Übungen sind sehr wirksam, denn alles, was wir denken und fühlen, schlägt sich in der Körperbewegung nieder. Hier stelle ich dir zwei Übungen vor, weitere Tipps findest du im Serviceteil (Seite 117).

Beispielübung A

- Lege dich bequem hin. Stelle deine Füße weit auseinander auf den Boden. (1)
- Mit dem Einatmen bewegst du beide Knie achtsam zur rechten Seite – nur so weit es geht. (2)
- Mit dem Ausatmen bringst du die Knie langsam zur Mitte zurück.
- Wiederhole das Ganze auf der linken Seite.

Diese Übung kannst du auf beiden Seiten 6–8-mal wiederholen. Danach beide Beine nacheinander ausgleiten lassen und am Boden nachspüren.

Beispielübung B

- Hebe im Liegen Arme und Beine in die Luft: alles schütteln und lockern. (1)
- Schiebe dann beide Knie aneinander und drehe dich mit dem Einatmen auf die rechte Seite. Die Arme liegen ausgestreckt neben dem Körper am Boden. Verharre hier so lange, wie es dir guttut. Die Knie können, müssen aber nicht auf den Boden kommen. Der Kopf dreht sich langsam nach links – also in die entgegengesetzte Seite des Knies. (2)
- Mit dem Ausatmen bringst du die Knie und den Kopf in die Mitte, mit dem Einatmen die Knie auf die linke Seite und den Kopf auf die rechte Seite.

3-mal pro Seite wiederholen und nachspüren.

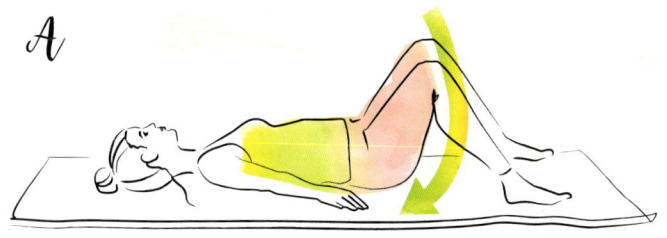

A

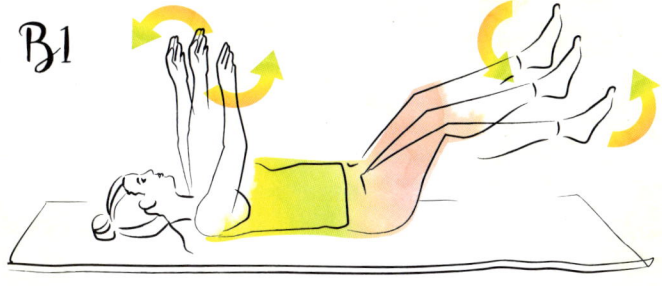

B1

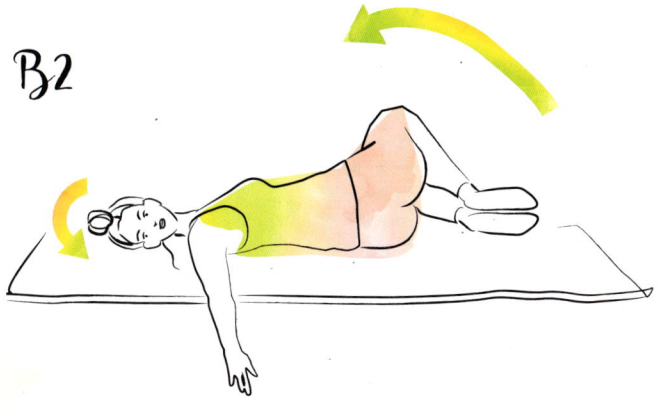

B2

Qigong

Qigong ist die sanfte Arbeit zur Stärkung und Konzentration deiner Lebensenergie (Qi), die durch den Körper fließt und ungehindert strömen sollte. Das Übungssystem, das auf der Traditionellen Chinesischen Medizin basiert, eignet sich insbesondere für die Stressreduktion und um eventuelle Disharmonien auszugleichen. Es ist ein idealer Ausgleich für gestresste Menschen, die zu sich kommen wollen.

Bei der Stärkung von Mind und Body spielt Qigong eine wichtige Rolle. Konzentration und Atemtechnik lässt Energie frei fließen. Durch die sehr langsamen Qigong-Körperübungen können Blockaden aufgelöst werden. Dies wirkt der Hektik des Alltags entgegen und beruhigt den Geist. Qigong sollte zuerst unter Anleitung erlernt werden, da es bei den Bewegungen auf Feinheiten ankommt. Einige Krankenkassen beteiligen sich sogar an den Kosten der Kurse.

Qigong ist insbesondere für jene geeignet, die nicht gut entspannen können, da die langsam wie in Zeitlupe ausgeführten Bewegungen die Ausgeglichenheit fördern. Nachdem du ein paar Stunden bei einem Qigong-Lehrer oder einer -Lehrerin genommen hast, um in die Bewegungen hineinzukommen, findest du auch praktische Übungen für daheim auf YouTube.

Qigong im Gehen

Es gibt auch das Qigong-Gehen und sogar Qigong im Sitzen, worauf ich aber nicht weiter eingehen werde. Das Qigong-Gehen wirkt sowohl energetisierend als auch meditativ beruhigend. Qigong-Gehen ist in Europa noch recht unbekannt, wird aber wegen seiner positiven Auswirkungen auf den Herz- und Blutkreislauf sowie das Lymphsystem geschätzt. Das verlangt Achtsamkeit. Der Atem wird dabei reguliert und wirkt bei regelmäßigem Üben gegen Stress. Gut wäre es, das Qigong unter professioneller Anleitung zu erlernen, zum Beispiel in der Volkshochschule. Die Übungen schulen die Fähigkeit zur Achtsamkeit, die für das Abnehmen sehr wichtig ist.

Tai-Chi

Tai-Chi ist eine chinesische Kampfkunst, eine Weiterentwicklung von Qigong. Im Prinzip werden mit Qigong Gesundheit und Meditation abgedeckt, bei Tai-Chi kommen zusätzlich Kampfkunst-Bewegungen dazu, wobei immer das Ziel ist, sich im eigenen Körper wohlzufühlen. Diese Bewegungsreihenfolgen werden auch langsam durchgeführt und wirken sich durch die besondere Körperhaltung positiv auf Atmung und Stoffwechsel aus.

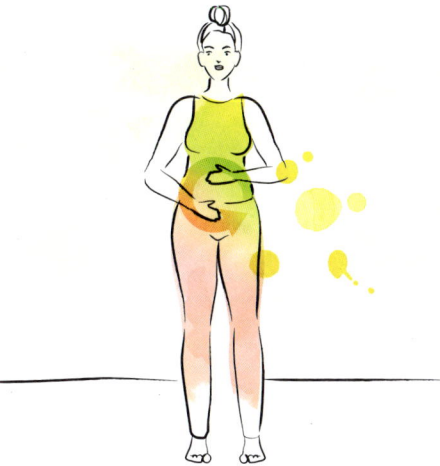 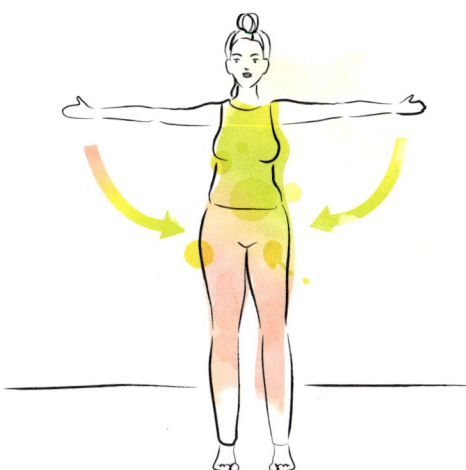

Aufwärmübung

Hier eine erste Aufwärmübung, damit du eine Vorstellung davon bekommst, worum es geht. Stelle dir wohltuende Entspannungsmusik an, gerne auch bei offenem Fenster.

- Stehe in der Grundstellung: Verwurzelt wie ein Baum im Boden. Stelle dich so hin, dass du einen festen Stand hast, die Beine sind schulterbreit auseinander. Beuge leicht die Knie, der Oberkörper ist aufrecht ohne Hohlkreuz. Arme und Hände sind locker. Die Schultern sind entspannt und locker. Der Kopf ist gerade und aufrecht. Der Blick ist nach vorne gerichtet. Atme gleichmäßig 3–5-mal durch die Nase in den Bauchraum ein und aus. Fühle das Chi, die Lebensenergie zwischen Himmel und Erde.
- Lege die rechte Hand unter den Bauchnabel und die linke über den Bauchnabel. Bewege beide Hände im Kreis. Mit jeder Wiederholung wird der Kreis größer.
- Öffne die Arme und führe die Hände hinter den Rücken zusammen. Dabei kannst du das hintere Becken berühren. Halte die Position so lange, wie sie angenehm ist, du dich nicht verkrampfst oder die Schultern hochziehst.
- Führe die Hände wieder zum Bauchnabel und wiederhole die Übung so oft, wie es dir guttut.

Achtsame Yogaformen

Entspannte Übungsformen des Yoga eignen sich sehr gut, um Stress – auch Stress mit dem Abnehmen – zu reduzieren. Durch das lange Halten der Positionen werden blockierte Energiebahnen wieder frei und du lernst, dich auf eine bestimmte Sache zu fokussieren, deine innere Ruhe zu finden und gezielt abzuschalten. Jede und jeder sollte die Übungen nach dem individuellen Vermögen ausführen – und du wirst merken, die Freude daran wird wachsen. Yoga kannst du gut zu Hause üben, am besten täglich. Du kannst es auch gut mit einer Meditation kombinieren – beides wird sich positiv auf deine Zufriedenheit auswirken. Auf den folgenden Seiten stelle ich dir sechs einfache Übungen vor. Weitere Hinweise, auch auf freie Übungen im Internet, findest du im Serviceteil (Seite 117).

Yin Yoga (»yin« bedeutet »nachgiebig«) ist im Gegensatz zum dynamischen Yoga, das auch zur Muskelstärkung dient, für tieferliegende Gewebeschichten, Bänder und Sehnen ideal. Positionen werden länger gehalten, die Praxisabfolge ist langsam und achtsam.

Luna Yoga wirkt ähnlich gut und entspannend wie Yin Yoga. Luna Yoga, das mit der Kraft des Mondes (»Luna«) arbeitet, kombiniert sanfte Spürübungen mit Haltungen aus dem traditionellen Yoga. So wird die Sensibilität für den eigenen Körper vertieft und du findest wieder Freude an der eigenen Beweglichkeit.

BenefitYoga® ist ein sanfter Yogastil, bei dem der Schwerpunkt auf Achtsamkeit und Harmonisierung von Körper und Atmung liegen. So nimmst du dich und deinen Körper mehr wahr und unnötiger Stress im Alltag wird abgebaut. Besonderen Wert wird auf den freien Fluss des natürlichen Atems als Grundstein für körperliche und seelische Gesundheit gelegt. Das Erlernen der Atemwahrnehmung ermöglicht es herauszufinden, wie der eigene Atem genau fließt und wie man die Atemräume erweitern kann. Diese Form des Yoga ist für jedes Alter geeignet.

Yoga Nidra: Das Wort »Nidra« kommt aus dem Sanskrit und bedeutet »Schlaf« oder »Nicht-Bewusstheit«. Yoga Nidra ist eine Übung der Tiefenentspannung, deren Wirkungen über die gewohnte Vorstellung von Entspannung hinausgehen sollen. Yoga Nidra wird vorwiegend im Liegen durchgeführt und enthält keine Körperübungen. Es soll dem Körper Frische und das Gehirn in einen Zustand vollbewusster Ruhe bringen.

Auf den folgenden Seiten zeige ich dir meine liebsten Slow-Yoga-Übungen.

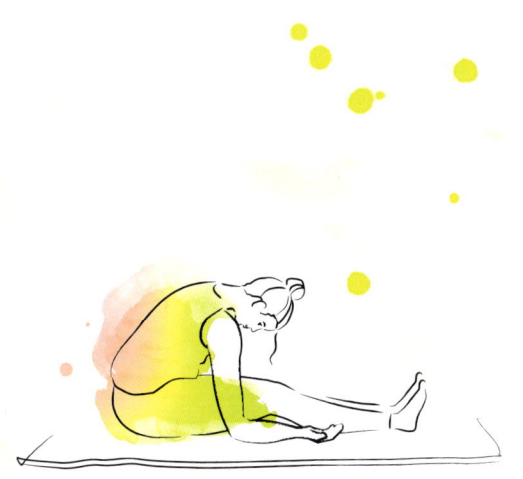
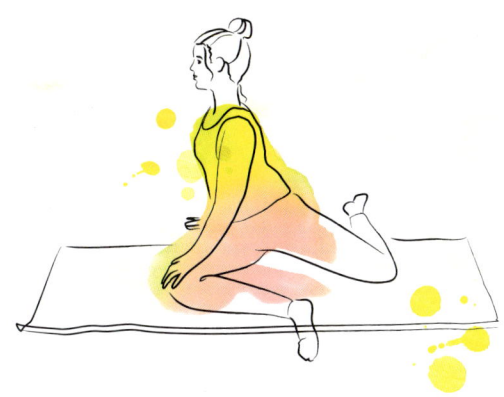

Yin Yoga: Sitzende Vorbeuge

- Setze dich mit ausgestreckten Beinen auf deine Matte.
- Lass dich langsam nach vorn über beide Beine sinken.
- Lege deine Hände entspannt neben die Beine, um die Schultern sinken zu lassen. Handflächen zeigen nach oben. Position mindestens 2–3 Minuten halten.

Tipp: Bei Problemen im unteren Rücken setze dich gern auf ein Kissen und/oder beuge die Knie.

Yin Yoga: Drehsitz

- Setze dich mit aufgestellten Füßen auf die Matte und lass die Knie nach rechts sinken.
- Verschiebe die Beine so, dass dein rechtes Schienbein parallel zum vorderen Mattenrand liegt, das hintere Bein ist nach hinten angewinkelt.
- Drehe dich mit langer Wirbelsäule nach rechts, platziere die linke Hand am rechten Knie. Die rechte Hand ist locker hinter dir aufgesetzt.
- Atme mehr und mehr in die die Drehung, ohne Druck. Position mindestens 2–3 Minuten halten, dann Seitenwechsel.

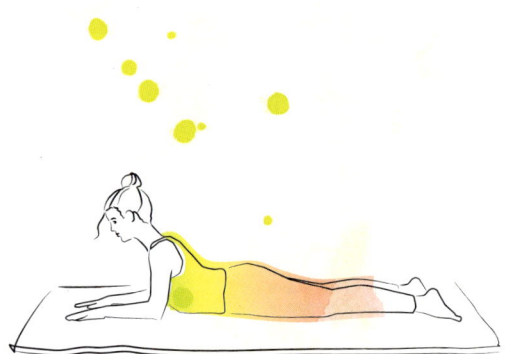

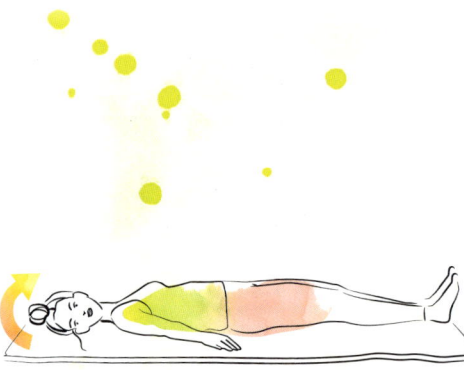

Yin Yoga: Sphinx

- Lege dich auf den Bauch und stelle
  die Unterarme im rechten Winkel vor
  dir auf, lasse die Gesäßmuskeln los.
  Halte eine kleine Spannung im unteren
  Bauch. Halte den Kopf in Verlängerung
  der Wirbelsäule. Mindestens 2–3 Minuten halten.
- Lass dich langsam zurück auf den Boden sinken. Bewege dann dein Becken
  nach links und rechts zur Entspannung.
  Du kannst auch die Beine anwinkeln
  und sie nach links und rechts bewegen.

Luna Yoga: Rückenlage

- Lege dich bequem auf den Rücken.
- Drehe deinen Kopf langsam und behutsam von Seite zu Seite. Strecke dabei
  den Nacken etwas.
- Nimm deinen Atem bewusst wahr.

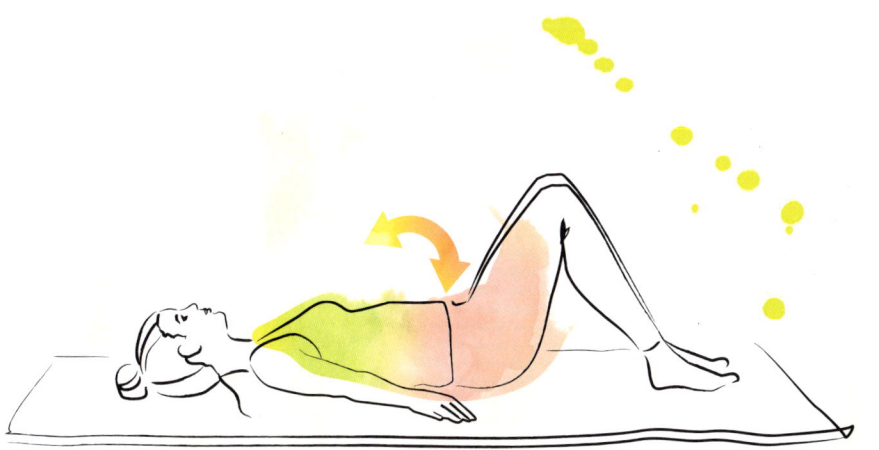

Luna Yoga: Beckenschaukel

- Lege dich bequem auf den Rücken und stelle die Füße auf.
- Drücke beim Ausatmen das Hohlkreuz in den Boden und rolle das Schambein Richtung Bauch. Beim Einatmen halten.
- Bei der nächsten Einatmung schiebst du das Schambein Richtung Füße, dadurch hebt sich das Kreuz wieder vom Boden ab.

- Führe die Bewegungen langsam, genüsslich und im Atemrhythmus aus, solange es dir guttut, mindestens 3-mal.
- Danach kannst du das Becken auch noch von rechts nach links bewegen.
- Wenn du die beiden Übungen der Beckenschaukel verbindest, bewegt sich dein Becken langsam im Uhrzeigersinn.

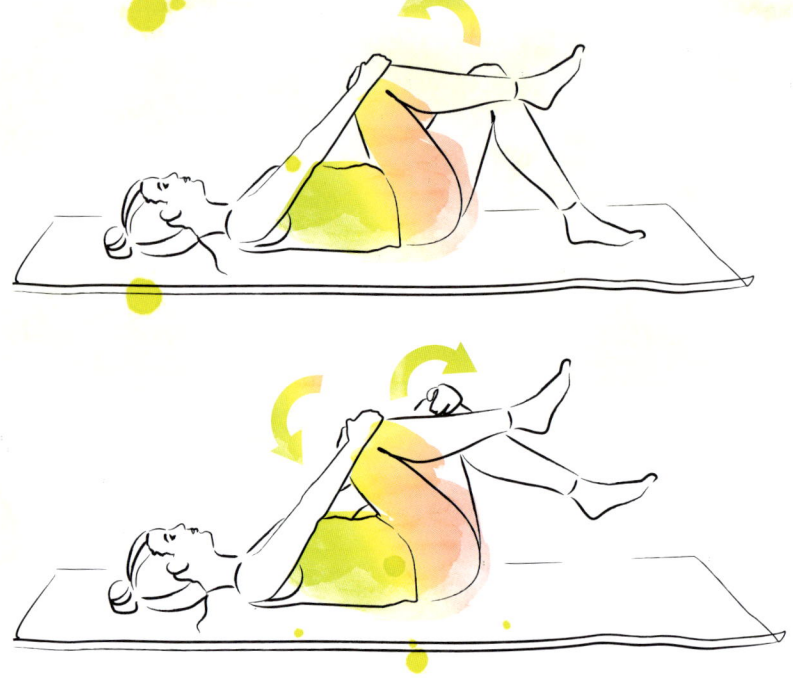

Luna Yoga: Rückenmassage

- Lege dich auf den Rücken und stelle die Füße auf.
- Ziehe ein Bein nach dem anderen an den Bauch. Die rechte Hand hält das rechte Knie und die linke Hand das linke Knie. Die Hände liegen dabei locker auf den Knien mit den Fingern Richtung Fuß.
- Bewege dich langsam in alle Richtungen, gerne auch mit der Hüfte. Das tut dem Rücken gut!

- Auch hier kannst du wie bei der Beckenschaukel (Seite 95) die Knie im Uhrzeigersinn achtsam bewegen. Nacken und Schultern sollten dabei immer entspannt am Boden liegen.
- Nach dem Nachspüren kannst du die Übung noch einmal wiederholen.

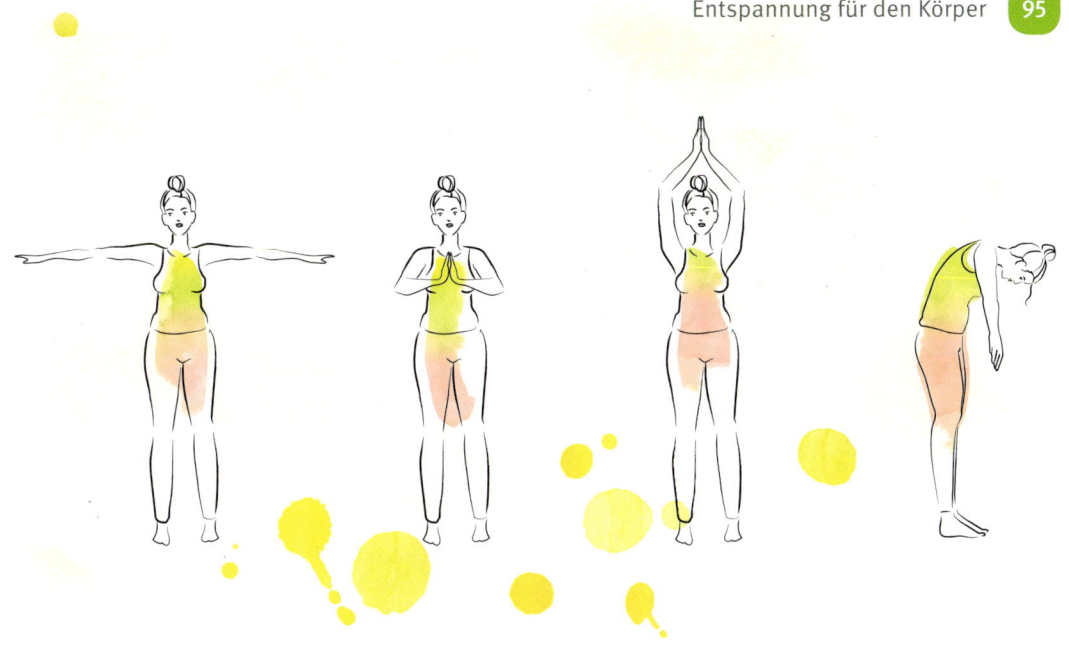

Luna Yoga: Kleiner Sonnengruß

- Die Beine stehen hüftbreit auseinander. Breite die Arme aus.
- Führe sie wie zu einer Gebetshaltung zusammen.
- Hebe sie langsam nach oben und führe sie über dem Kopf zusammen
- Lass die Arme sinken und beuge dich langsam mit Kopf und Rücken nach vorn. Lass den Kopf locker hängen. Richte dich auf und beginne wieder von vorn.
- Wiederhole den Sonnengruß so lange, bis dein Körper entspannt ist, mindestens aber 3-mal.
- Die Übungen tun besonders an frischer Luft gut, z.B. bei geöffnetem Fenster.

Morgenroutine: frisch in den Tag

Tägliche Routinen verändern das Leben positiv, deshalb ist es sehr hilfreich, wenn du dir eine Morgen- und eine Abendroutine für zu Hause überlegst. Wie der Name schon sagt, handelt es sich dabei um einen sich täglich wiederholenden Ablauf mit der Besonderheit, dass du dir dieses Ablaufes bewusst bist und ihn deshalb so gestaltest, dass er dir guttut und dich positiv auf den Tag bzw. die Nacht einstimmt.

15–30 Minuten am Tag reichen, um den Tag positiv zu beginnen und zu begrüßen. Sei es mental, indem du achtsam atmest und überlegst, für was du in deinem Leben dankbar bist, oder mit Bodyübungen. Ob du dann eher mehr Ruhe oder mehr Bewegung brauchst, hängt sicher auch von deinem jeweiligen Tag ab. Schreib dir am besten deine persönliche Morgenroutine auf ein schönes Blatt Papier und hänge es so auf, dass du es morgens sicher siehst.

Für einen guten Start in den Tag ist das Strecken des gesamten Körpers eine gute Voraussetzung. Auch ein tiefes Gähnen entspannt sehr gut. Genieße dabei dich und deinen Körper und sei zufrieden mit dir und deinem Körper. Verbinde folgende Armbewegungen mit tiefen ruhigen Atemzügen:

1. Stelle dich mit lockeren Knien und aufgerichtetem Becken hüftbreit hin. Hebe und senke die Arme locker und langsam. Beim Heben einatmen, beim Senken tief ausatmen. 5-mal im Atemrhythmus wiederholen.
2. Strecke dann die Arme mit ineinandergelegten Fingern, die Handinnenflächen zusammen, nach oben und lasse sie wieder sinken. Beim Strecken in den Brustkorb einatmen, beim Senken ausatmen. 5-mal langsam im Atemrhythmus wiederholen.
3. Strecke die Arme beim Einatmen zur Seite (Brust raus). Beim Ausatmen winkle die Unterarme an. 5-mal wiederholen.
4. Strecke einatmend die Arme über den Kopf (Schultern dabei nicht hochziehen). Schiebe deinen Po nach hinten, als wolltest du dich auf einen Stuhl setzen. Halte die Position 5–10 Atemzüge. 3-mal wiederholen.
5. Strecke einatmend die Arme wieder über den Kopf (Schultern dabei unten lassen). Beuge dich ausatmend mit gestrecktem Rücken weit nach vorn und lege die Hände auf einem Stuhl oder Hocker ab. Einatmend langsam aufrichten. 5-mal wiederholen.

Tipp: Diese Übungen kannst du auf dein Handy sprechen. Dann brauchst du zwischendurch nicht mehr auf die Anleitung zu schauen. Und du hast sie immer bei dir.

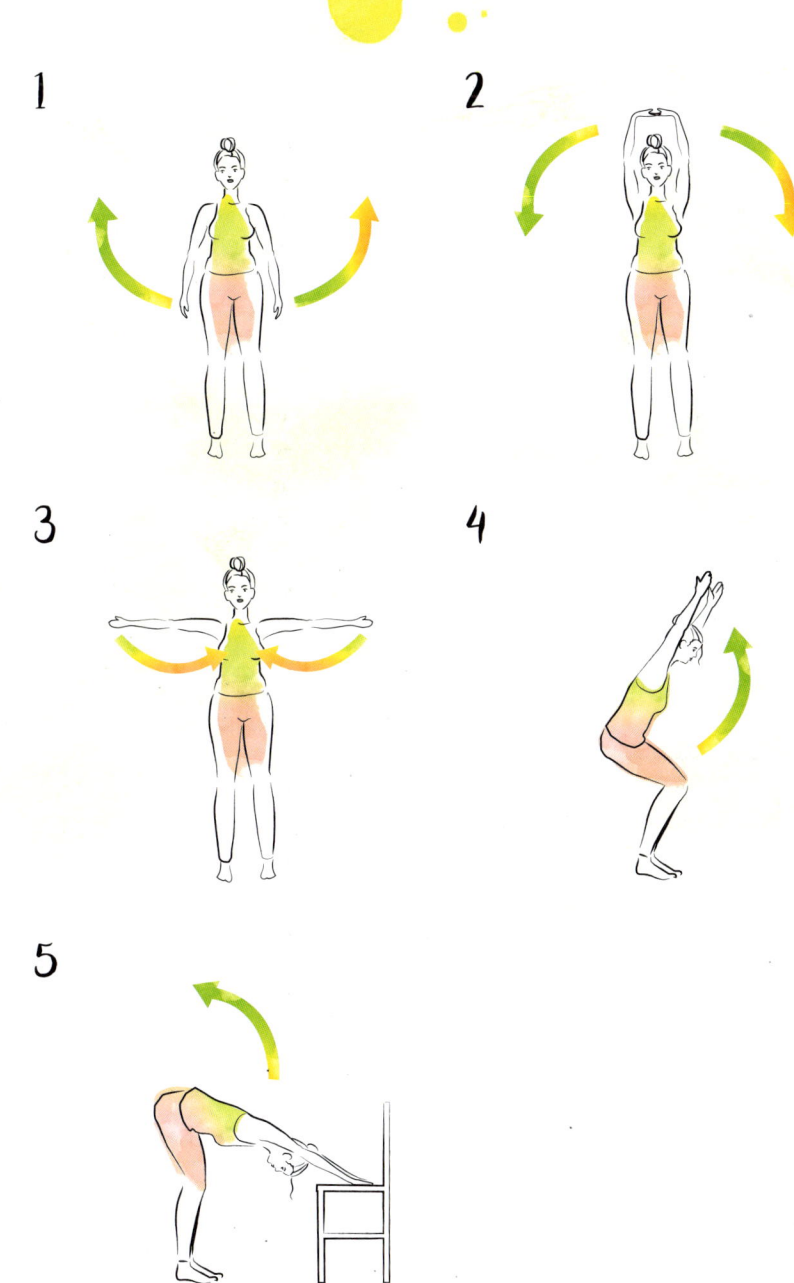

1

2

3

4

5

Entspannte Abendroutine

Eine Abendroutine kann dazu dienen, besser runterzukommen und besser ein- und durchzuschlafen. Auch hier prägt sich der Ablauf durch tägliche Wiederholung immer mehr ein.

1. Mache es dir auf einer Matte bequem. Lege dir eine Decke unter, damit du dich wohlfühlst. Wenn es angenehm für dich ist, lege deinen Kopf auf ein kleines Kissen *(nicht abgebildet)*.

2. In Rückenlage strecke dich und gähne. Lockere sanft die Fuß- und Handgelenke, indem du diese langsam drehst – erst in die eine, dann in die andere Richtung *(nicht abgebildet)*.

3. Lege nun die Hände an den Brustkorb und nimm den Atem wahr. Vertiefe die Atmung. Dann kannst du den Kopf langsam und achtsam hin und her bewegen. Nimm die Bewegung in der Halswirbelsäule und im Nacken wahr.

4. Nimm einen Arm einatmend hinter den Kopf und drehe den Kopf sanft zur anderen Seite. Ausatmend führst du den Arm zurück neben den Körper und den Kopf zur Mitte. Dann ist der andere Arm dran. Danach lege einatmend beide Arme bequem neben dem geraden Kopf ab und führe sie ausatmend zurück neben den Körper. 3-mal wiederholen.

5. Komme in die Schulterbrücke, indem du mit dem Einatmen die Hüften langsam in eine angenehme Höhe anhebst, und dann ausatmend langsam Wirbel-für-Wirbel und genüsslich absenkst. 6-mal wiederholen.

6. Stelle ein Bein an und lege die Hände hinter dem Kopf ab. (Wenn dir das schwerfällt, gerne auch die Arme in U-Haltung.) Ziehe dann das andere Bein heran, lege die Hände auf die Knie und schaukle zur Seite, bis der Rücken entspannt ist. Dann lege Arme und Beine wieder flach auf den Boden. 4-mal wiederholen.

7. Stelle beide Beine im rechten Winkel an. Die Arme liegen seitlich neben dem Körper. Bauch anspannen. Kopf, Schultern und Arme anheben und mit beiden Armen gleichzeitig große Kreise um den Körper am Boden führen, einmal vorwärts, einmal rückwärts. Arme nach hinten über die Seiten öffnen. 6-mal wiederholen.

8. Spüre in deinen ganzen Körper. Richte deine Aufmerksamkeit auf den Atem *(nicht abgebildet)*.

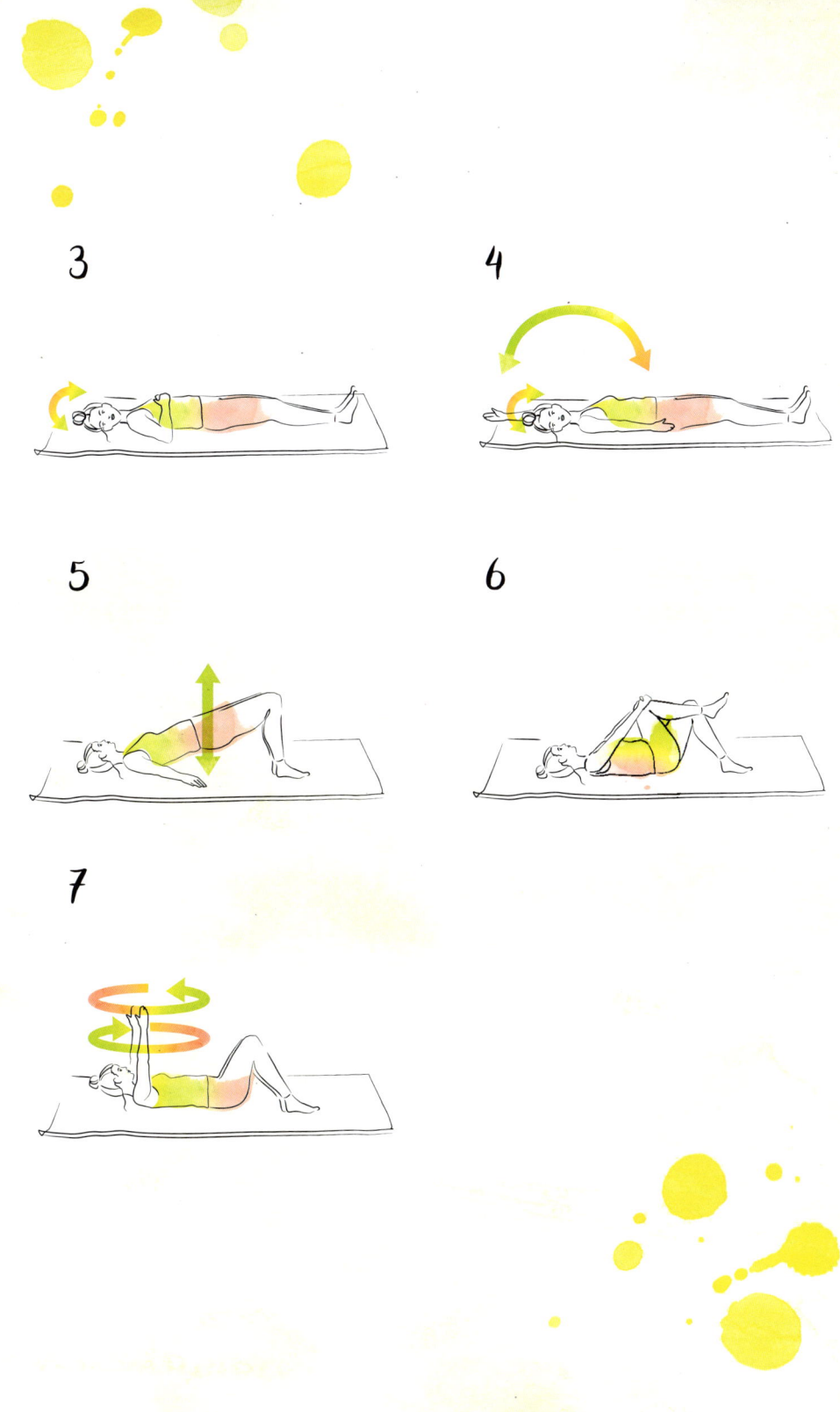

Achtsames Slow-Yoga für zu Hause

Achtsames Yoga ist für jeden Körper geeignet, wenn die Übungen langsam und achtsam ausgeführt werden. Du entscheidest, inwieweit du mitmachen kannst oder ob du einige Übungen lieber erstmal auslassen möchtest. Du wirst erleben, dass du durch diese sanften Spürübungen mehr Energie und Körperglück bekommst. Trage bequeme Kleidung und suche dir einen ruhigen Ort. Außerdem benötigst du einen Stuhl, eine Unterlage (Matte), eine Decke und ein Kissen. Als Entspannung nach den Übungen im Liegen kannst du die Feldenkrais-Übung B (Seite 86) machen und danach gern noch meditieren.

Tipp: Du kannst die Übungen auch selbst auf dein Handy sprechen, gerne mit chilliger Musik im Hintergrund. Zum Üben kannst du sie dann abspielen und musst du nicht immer wieder ins Buch schauen.

Slow Yoga im Stehen

Führe die Übungen nacheinander durch. Eine Pause ist jederzeit möglich. Die Übungen 4 bis 7 kannst du auch im Sitzen auf einem Stuhl ausführen, wenn dir das Stehen zu anstrengend ist.

1. Drehe deinen Rumpf/Oberkörper hin und her, indem du die Schultern nach links und rechts drehst. Lass dabei deine Arme locker an den Körper klatschen. 6-mal wiederholen. Gerne kannst du die Arme dabei auch mal höher nehmen und wieder senken.
2. Kreise die Schultern langsam im Atemrhythmus nach hinten. 6-mal wiederholen.
3. Wiederhole das Kreisen, aber diesmal mit den Händen auf den Schultern. Die Arme dabei weit nach vorne und nach hinten nehmen. 6-mal wiederholen *(nicht abgebildet)*.
4. Stell dich aufrecht hin, Hüfte nach vorn, Becken aufrichten. Nimm deine Arme einatmend im weiten Bogen über deinen Kopf und senke sie ausatmend mit gefalteten Händen zur Brust zum Morgengruß. Führe die Bewegungen langsam aus und lasse die Schultern entspannt. 6-mal wiederholen.
5. Strecke die Arme einatmend abwechselnd zur Decke, ausatmend nimmst du sie wieder neben deinen Körper. Schultern dabei locker lassen. 6-mal wiederholen.

1

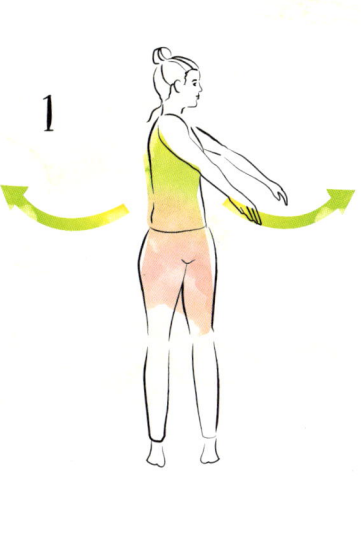

2

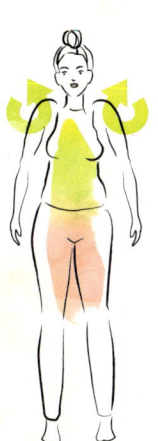

4

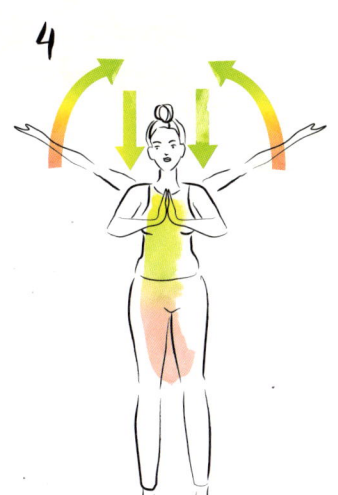

5

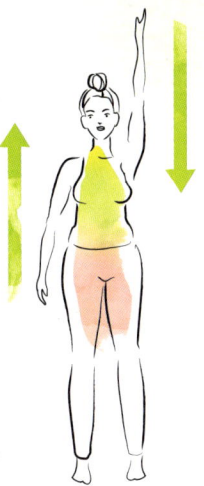

6. Verschränke die Finger und hebe sie einatmend über den Kopf, sodass die Handflächen zur Decke zeigen. Schultern runter und locker lassen. Ausatmend die Arme wieder senken. Dabei kein Hohlkreuz machen. 6-mal wiederholen.

7. Hebe einatmend beide Arme und bewege sie zusammen mit dem Oberkörper nach rechts und links (wie Bambus im Wind), dabei immer in der Mitte kurz anhalten.

8. Strecke die Arme zu den Seiten aus, die Handflächen zeigen zur Seite. Kurz halten. Schiebe dann mit festem Becken deinen Oberkörper einmal nach links – atmen – und dann nach rechts – atmen.

9. Bewege die Hüften einmal nach rechts – atmen – und einmal nach links – atmen. Kreise dein Becken dann in alle Richtungen, als ob du mit dem Becken in einer Tonne wärst, die du von innen in alle Richtungen put-

zen willst. So lange wiederholen, wie es dir guttut, mindestens aber 3-mal *(nicht abgebildet)*.

10. Kreise mit den Armen wie eine Windmühle, langsam und genüsslich im Atemrhythmus. 3-mal nach vorne, 6-mal nach hinten.

11. Zum Schluss eine Nackendehnübung: Halte den Rücken gerade und lass den Kopf nach vorne sinken. Bewege den Kopf dann ganz achtsam nach rechts und links. Die Augen schauen in die jeweilige Richtung hinter die Schultern. Wenn dir das vom Nacken her Schwierigkeiten bereitet, kannst du den Kopf auch gerade lassen und dann drehen *(nicht abgebildet)*.

Diese Übungen sind nicht zum Kalorienverbrennen gedacht, sondern um die innere Balance zu finden. Damit kannst du innere Unruhe, aus der oft Heißhunger entsteht, vermeiden.

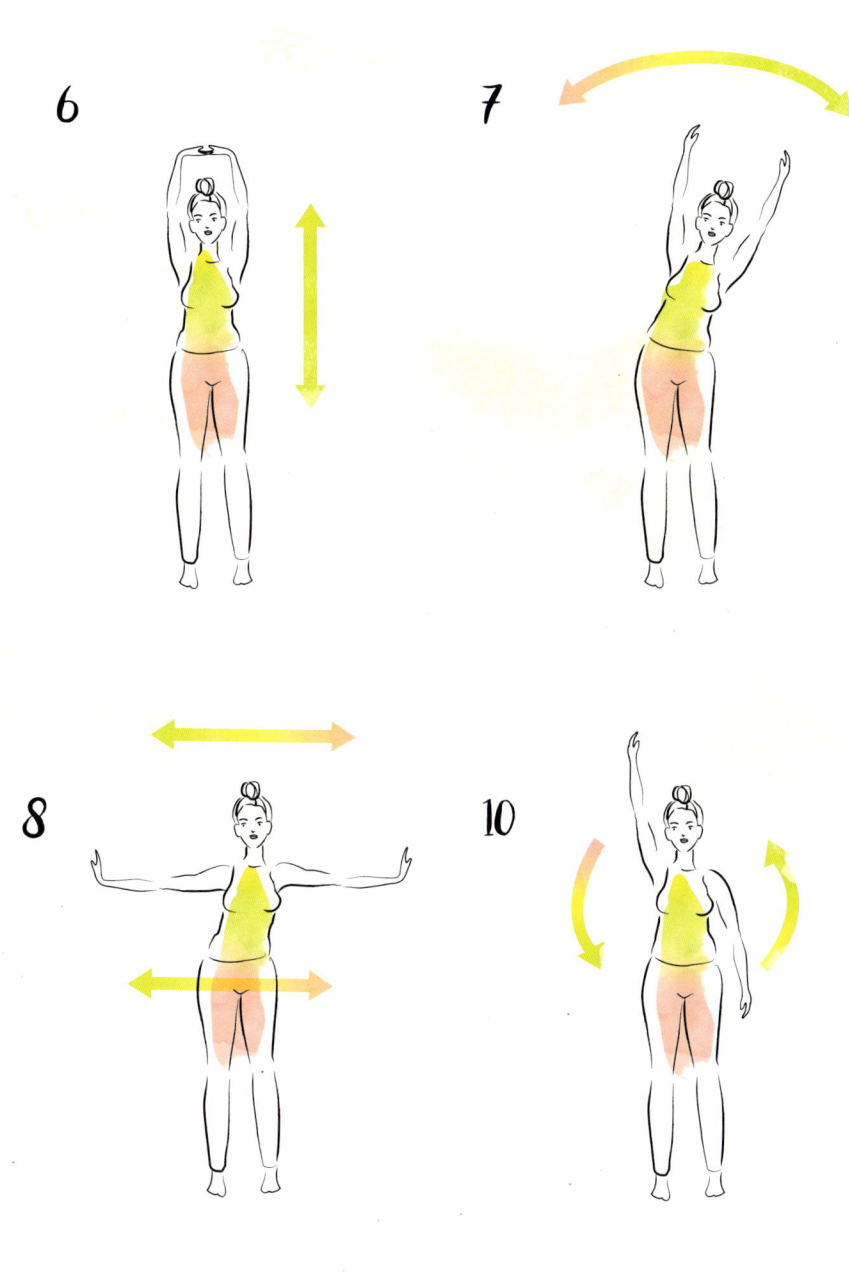

Slow Yoga im Sitzen

Setze dich dazu auf einen Stuhl. Wenn du lieber auf dem Boden sitzt, geht das im Schneidersitz oder mit ausgestreckten Beinen.

1. Dehne deinen Nacken nach rechts und links. Zähle dabei jeweils ganz langsam bis 6.
2. Rolle die Schultern nach hinten und strecke die Arme nach hinten unten so weit aus, wie es geht. (Wenn sich Hände dabei berühren, ist das genauso gut wie wenn nicht.) Bewege die Hände dann langsam ein kleines Stück nach oben. 3-mal wiederholen.
3. Hebe einatmend den linken Arm nach oben und winkle den rechten Arm an. Bewege den Oberkörper ausatmend langsam nach rechts und verweile kurz. Spüre die schöne Dehnung in der Seite und atme hinein. Dann Seite wechseln. 6-mal wiederholen. Wenn es geht, wiederhole die Übung mit hinter dem Kopf gefalteten Händen.
4. Setze dich so hin, dass beide Knie nach rechts zeigen. Drehe deinen Oberkörper behutsam nach links, die rechte Hand kannst du dabei auf dem Oberschenkel ablegen. Wenn du auf einem Stuhl übst, kannst du dich auch an der Stuhllehne festhalten. Beim Halten bis 6 zählen und 6-mal wiederholen. Dann die Seite wechseln.
5. Neige dich im Sitzen nach vorn: Nimm dazu die Arme hoch neben die Ohren und paddle im Atemrhythmus vor und zurück. Das stärkt die Rückenmuskulatur.
6. Jetzt hast du dir eine Pause verdient. Nimm dazu die Kutscherhaltung ein: Beuge den Rücken nach vorn und stütze die Arme auf deinen Oberschenkeln ab. Halte die Position so lange, wie sie dir angenehm ist. Du kannst den Rücken dabei auch langsam nach rechts und links drehen.
7. Strecke ein Bein aus und ziehe es zu dir ran. Dehne die Wade, indem du den Fuß anziehst. Halten und bis 6 zählen. Dann Seite wechseln. Zum Schluss drücke den Rücken nach vorne durch und nimm die Arme nach hinten, um den Brustraum zu öffnen.
8. Strecke den rechten Arm nach oben und winkle ihn hinter dem Kopf an. Fasse mit der linken Hand den rechten Ellenbogen und dehne so den rechten Arm (dabei Brust raus). Bis 10 zählen, dann Seite wechseln. 3-mal wiederholen.

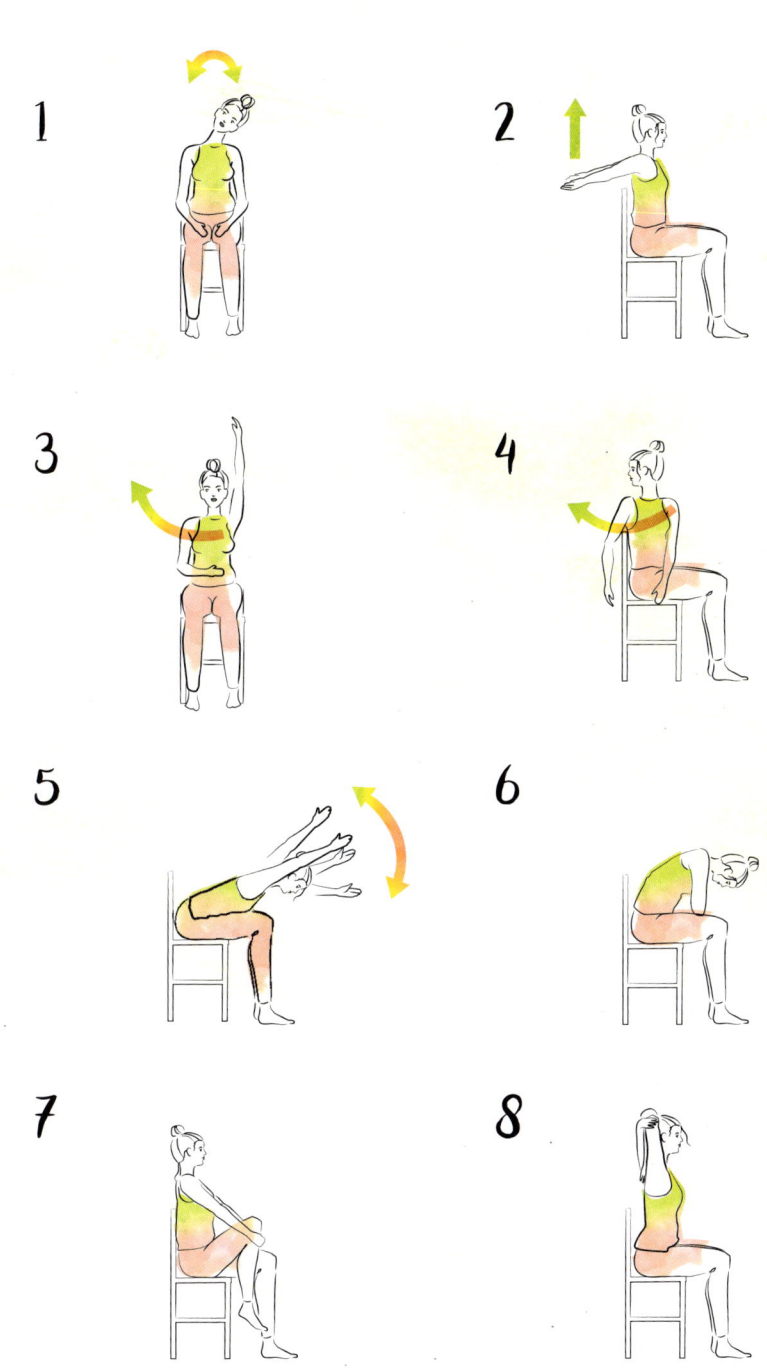

Kombinierte Mental- und Bodyübung

Lege dich auf eine bequeme Unterlage auf dem Boden, zum Beispiel auf eine Matte mit Decke und Kissen (für den Nacken oder für die Kniekehlen). Lass dir Zeit beim Runtergehen, lege dich auf den Rücken, die Hände fallen locker zur Seite. Richte den Körper auf der Matte gerade aus und nimm den bewegten Körper auf der Unterlage wahr.

Atme langsam und tief in den Brustkorb. Es ist ganz wichtig, dass du bei den Übungen langsam und ruhig ein- und ausatmest. Deine Atmung soll mit dem jeweiligen achtsamen Bewegungsrhythmus im Einklang sein.

Möchtest du einen Vorsatz oder einen Entschluss im Unbewussten verankern? Dann formuliere ihn in positiver Form als kurzen Satz und wiederhole ihn in Gedanken mehrfach. Formuliere kurz und eingängig, zum Beispiel: »Ich bin mutig«, »Ich liebe mich« oder so ähnlich.

Reise in Gedanken durch den Körper. Benenne den jeweiligen Körperteil und stelle ihn dir kurz vor: Fuß, Wade, Oberschenkel, Hüfte, Bauch, Rücken, Oberarm, Unterarm, Hand, Finger, Hals, Kopf.

1. Drehe den Kopf langsam etwas nach links und rechts. 3-mal wiederholen.
2. Hebe die gestreckten Arme langsam zur Decke (Hände schauen zueinander): erst beide, dann jeden einzeln. Dabei den Schulterbereich schön mitrollen lassen. So oft langsam wiederholen, wie es angenehm ist.
3. Stelle die Beine an. Wenn es dir angenehmer ist, lege ein Kissen unter den Nacken. Lege einatmend den linker Arm nach hinten ab. Hole ihn ausatmend wieder nach vorn und lege gleichzeitig den anderen Arm nach hinten. Im Atemrhythmus 3-mal pro Seite wiederholen.
4. Stelle die Füße an, ziehe den Bauchnabel ein und kippe das Becken. Hebe dann den Rücken langsam Wirbel für Wirbel vom Boden ab, bis du eine angenehme Höhe erreicht hast. Kurz halten, dann langsam ablegen. 6-mal wiederholen.
5. Stelle die Beine an und ziehe ein Bein ausatmend zum Körper. Strecke es einatmend zur Decke (zur Unterstützung kannst du einen Gürtel oder ein Theraband nehmen). Male dann mit der Fußspitze erst einen kleinen Kreis und dann sechs große Kreise an die Decke. Seite wechseln.

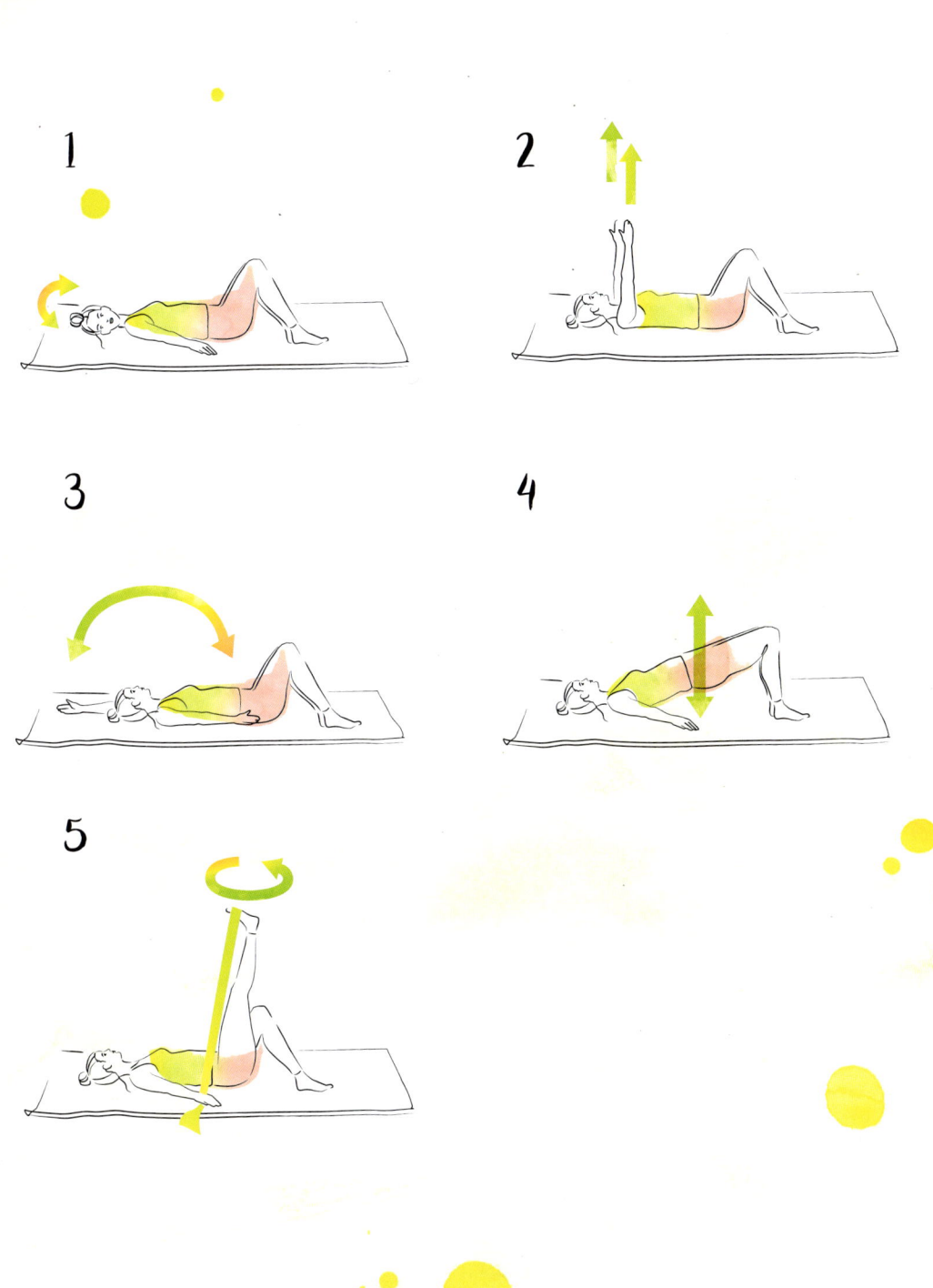

Mehr Glücksquellen gegen emotionalen Hunger

Neben Entspannung für Seele und Körper gibt es auch noch andere Möglichkeiten, emotionalem Hunger entgegenzuwirken. Einige stelle ich dir hier vor.

Du möchtest etwas essen, hast aber eigentlich gar keinen Hunger? Das kann immer wieder vorkommen. Hier ein paar Tipps und Tricks, was du dagegen tun kannst:

- Du kannst deinen Zustand ändern, manchmal kann dich schon ein Kaugummi im Mund von deinen Gedanken und Essgelüsten abbringen.
- Augen zu und tanzen! Tanzen zur Lieblingsmusik macht Spaß und du lässt Dampf ab, was Spannungen lösen kann. Gerne laut, denn das heizt an.
- »Mit Pfefferminz bist du dein Prinz.« Zähneputzen ist ein alter Trick, der Gelüste durchbricht und dir zusätzlich einen Frischekick gibt. Mundwasser benutzen kann ähnlich wirken. Auch Pfefferminzöl an den Schläfen gibt ein wunderbar frisches Gefühl.

- Probiere eine Selbstmassage zur Lösung von Verspannungen. Die Hände besitzen mehrere Akupunkturpunkte, die den Geist beruhigen können, besonders auf der Innenseite der Hand. Massiere langsam alle Finger, beide Handgelenke und dann die Handinnenflächen.
- Creme deinen ganzen Körper genussvoll in Verbindung mit einer achtsamen Massage ein. Gönne dir dafür ruhig eine hochwertige Körpercreme. Auch sanftes Haarekämmen oder eine leichte Kopfmassage sind sehr entspannend.
- Verwöhne deinen Körper, indem du schöne (gemütliche) Kleidung trägst, wann immer es passt.
- Trainiere deinen Sehsinn. Entweder du siehst dir besonders schöne Dinge in

der Natur an, zum Beispiel Tiere oder Blumen oder etwas anderes, das dich erfreut.

- Einige sind eher über den Hörsinn für Glücksmomente empfänglich. Das können beruhigende Naturgeräusche sein (Vogelzwitschern und Wasserfallgeräusche gibt es auch als Audio im Internet) oder deine Lieblingsmusik. Manche genießen am liebten einfach nur die Stille. Überlege, was zu dir passt.
- Eine Wärmflasche auf dem Bauch ist auch sehr zu empfehlen.
- Bei Stress kannst du einen Knetball (auch Stressball genannt) in den Händen kneten.
- Es gibt viele Anleitungen für Fantasiereisen, die sehr beruhigend sind. Dabei liegst du in entspannter Position auf dem Rücken, am besten mit geschlossenen Augen. Ein Sprecher erzählt eine Geschichte, bei der durch Fantasie angenehme Bilder im Kopf entstehen und so für Entspannung sorgen. Internetadressen findest du im Serviceteil (Seite 117).
- Schnelles Gehen oder auch wandern kann dich sehr zentrieren. Auf jeden Fall lenkt die Adrenalinausschüttung von Essgedanken ab, insbesondere in der Natur. Waldspaziergänge (auch »Waldduschen« genannt) sind besonders empfehlenswert, denn sie sorgen für die Ausschüttung von Glückshormonen. Auch eine Waldmeditation kannst du ausprobieren. Lege dich auf einen weichen Moosuntergrund und schaue einfach in die Baumwipfel. Dabei atmest du noch ganz nebenbei gute Luft. In-der-Natur-Sein verbindet mit der Welt.
- Innere Spannungen können abgebaut werden, indem du mehr und kleine Pausen einlegst.
- Höre im Laufe des Tages regelmäßig auf dein Körpergefühl: Gibt es Verspannungen? Wie kann ich diese lösen? Ist meine Atmung regelmäßig?

Fußmassage – mindestens so gut wie Essen

Setze dich bequem hin. Lege einen Fuß auf deinen Oberschenkel und fasse ihn mit beiden Händen. Streiche den Fuß mit den Händen über die Fußsohle, den Fußrücken, die Ferse und den Knöchelbereich aus. Lege beide Daumen auf die Fußsohle und massiere leicht mit kreisenden Bewegungen alle Bereiche. Dann kommen die Fußseiten an die Reihe. Auch an den Knöcheln kannst du leichte Kreise ausführen. Massiere jeden Zeh zwischen Daumen und Zeigefinger und bewege ihn leicht hin und her. Und dann ist natürlich noch der andere Fuß dran. Übrigens: Ein Massageöl erleichtert die Anwendung. Und ein warmes Bad vorher entspannt die Füße.

- Koche dein Seelenfutter selbst: frische Lebensmittel, wie grünes Gemüse, Obst, Nüsse, Hülsenfrüchte, Fisch und Geflügel enthalten viele Glücksstoffe und selbst Kochen kann Spaß machen. Probiere es gern mal aus!
- Frage dich: Was macht mich glücklich und was befriedigt mein Inneres? Welche Träume und Sehnsüchte sind in mir verborgen?

Das Mind-Body-Glücks-Tagebuch

Ein Mind-Body-Tagebuch ist eine tolle Alternative zu einem Ernährungsprotokoll, denn es handelt sich hier um ein Gefühlstagebuch, in das du auch deine körperlichen Befindlichkeiten sowie deine Bewegungsformen in einer Woche aufnehmen kannst [27]. Gut sind mindestens 3–4 Bewegungseinheiten wöchentlich sowie 4–5 Entspannungseinheiten, die aber natürlich auch gerne täglich ausgeführt werden können. Das wird dir sehr guttun und dich unterstützen.

Es lohnt sich, wenn du dir Folgendes bewusst machst:
- Was habe ich heute gefühlt? Wann habe ich Stress wahrgenommen?
- Gab es Glücksmomente? Wenn ja, welche? Habe ich gelacht?
- Wofür bin ich dankbar?
- Wie fühle ich mich in meinem Körper? Habe ich mich heute bewegt? Welche Entspannungsübungen habe ich gemacht? Wie habe ich mich danach gefühlt?
- Worauf war ich heute stolz?
- War meine Ernährung angemessen und habe ich achtsam gegessen?

Die Tabelle zeigt ein Beispiel für ein Mind-Body-Tagebuch für eine Woche; das ist umfassender als ein langweiliges Ernährungstagebuch und kann auf der Reise zu dir selbst ein Navi sein.

Nicht aufgeben! Vom Umgang mit Rückschlägen

Selbst wenn du einmal scheitern solltest, ist das kein Grund, gleich alles hinzuwerfen und es nie wieder zu versuchen. Aus jedem Rückschlag kannst du lernen: Was ist schiefgegangen? Was werde ich nächste Mal anders machen? Kann ich vorbeugen? Aus Misserfolgen lernen wir und können daran wachsen. Es liegt nicht immer an mangelnder Disziplin. Vielleicht brauchst du so viel Disziplin woanders, dass nicht mehr genug bleibt, um deinen Essensdrang zu kontrollieren? Verzeihe dir selbst, wenn du feststellst, dass du unkontrolliert gegessen hast. Erkenne, dass in deinem Leben vermutlich gerade etwas nicht so gut läuft und dich dazu bringt, dich zu überessen. Gestehe dir ein, dass du dich überessen hast, das liegt aber nun in der Vergangenheit.

Lass deine Schuldgefühle zurück und lerne aus dieser Erfahrung. Analysiere,

	Mo	Di	Mi	Do	Fr	Sa	So
Gefühle (Stress, Glück)							
Körperempfindungen							
Gedanken							
Bewegung (Bodyübungen)							
Entspannung (Mindübungen)							
Ernährung okay?							
Ich bin dankbar für							
Ich bin stolz auf							

was falsch gelaufen ist: Wodurch wurdest zu entmutigt? Welche Argumente haben dich aufgeben lassen? Wie hast du solche Schwierigkeiten schon einmal überwunden? Gleich nach einem Rückfall ist es gut, sich Zeit zu nehmen und das zu überlegen. Und danach heißt es wieder: Kopf hoch, Brust raus und stolz weitergehen!

Die meisten Rückfälle passieren unter Stress. Eine gute Tagesstruktur mit integrierten Mind-Body-Übungen helfen dir dabei, auf Hungerattacken vorbereitet zu sein, zum Beispiel ein Lunchpaket mitnehmen. Auch Tages- und Wochenpläne können helfen.

Selbstgespräche und Selbstwahrnehmung

Ein machtvolles Self-Management-Werkzeug bei Rückschlägen sind Selbstgespräche, denn sie sind ein Ventil, um Gefühle wie Wut oder Traurigkeit zu verarbeiten. Das Selbstgespräch zu Anfang des Überessens ist eine erste Hilfe, bevor der Teufelskreis beginnt. Impulsives Essen kann durch diese Pause gestoppt werden. Du kannst dir zum Beispiel sagen: »Auch das wird vorübergehen. Ich bin entspannt. Ich schaffe, dass es mir ohne Essen gut geht. Möge ich entspannt und gesund sein …« Wenn du zu Hause bist und es kalt ist, kannst du dir einen Tee machen und eine Wärmflache nehmen.

Ist jedoch der Essanfall in vollem Gange, dann versuche, dich zu beobachten und wahrzunehmen: Fühle, was in dir vorgeht, ohne dagegen anzukämpfen. Isst da vielleicht das innere Kind (Seite 35), das du dann mit seinen Gefühlen ernst nehmen kannst? Das Mitgefühl, das du für dich selbst hast, ist heilsam. Sei sanft mit dem Kind in dir und gib ihm die Unterstützung, die du dir gewünscht hättest, als du klein warst. Erspüre, wie sich dein Bauch vor- und zurückwölbt, hebt und senkt beim Ein- und Ausatmen. Spüre deinen Atem, ohne ihn beeinflussen zu wollen. Bevor du die Übung beendest, genieße noch für einige Momente die innere Ruhe und den inneren Frieden. Danach nimm wieder ganz bewusst einige kräftige Atemzüge, recke und strecke dich, öffnen die Augen und kehre entspannt in deinen Alltag zurück.

Der Notfallkoffer

Wie kann ich mich in schwachen Momenten selbst überlisten? Ich habe immer einen »Notfallkoffer« bei mir. Das ist eine kleine hübsche Kosmetiktasche, die ich mit Notizkärtchen gefüllt habe, auf denen Soforthilfemaßnahmen notiert sind. Ich habe einen Notfallkoffer für unterwegs und einen für zu Hause. Nebenbei habe ich festgestellt, dass das Kärtchenschreiben einen weiteren positiven Effekt hat: Wenn die Maßnahmen einmal aufgeschrieben sind, verankern sie sich viel tiefer als wenn sie nur gedanklich existieren. Folgende Kärtchen gibt es:

- Ruhe-Kärtchen gegen Spannungen: Entspannungsmusik oder geführte Meditationen, die ich auf meinem Handy hören kann. Wenn dir die Progressive Muskelentspannung gutgetan hat, kannst du Teile der PME unterwegs durchführen, zum Beispiel Schultern anspannen und lösen. Notiere sie auf Kärtchen.
- Musik-Kärtchen: Tanzen, Singen, laut Musik hören – was immer dir einfällt und guttut
- Kärtchen gegen Frust oder Minderwertigkeitsgefühle: Lächeln, Sieger(innen)-pose, Atemübungen … In manchen Fällen reicht es schon, auf die Uhr zu schauen und ein Gefühl fünf Minuten auszuhalten.

- Kärtchen mit neuen Lösungswegen, wie Aquagymnastik, flottem Spazierengehen oder Gefühlserforschung. Diese musst du aber mehrmals ausprobieren, um zu sehen, ob sie dir helfen.
- Kärtchen mit Entspannungsübungen (Seite 80)
- Kärtchen mit Meditationsübungen (Seite 74)
- Kärtchen mit positiven Glaubenssätzen (Seite 61)

Tipp Die Notfallkarten kannst du auch im Handy speichern. Dann hast du sie immer dabei und kannst sie in einer Krisensituation nutzen.

Mein Notfallkoffer enthält außerdem eine kleine Parfumflasche. Der Duft kann

Notfallzettel für Unterwegs

Dieser Notfallzettel passt in jede Hand- oder Hosentasche. Du kannst ihn im Notfall also immer schnell lesen.

- S – T – O – P – P sagen, dabei mit den Händen auf die Schenkel klopfen oder klatschen oder eine Hand an die Stirn legen.
- Achtsam atmen, lächeln (das setzt Endorphine frei), Wasser trinken.
- Eine achtsame Pause einlegen, aus der Situation ausbrechen, rausgehen, spazieren gehen, den Autopiloten ausstellen.
- Gut aufrichten.

- Für die Klärung der Gefühle den inneren Dialog beginnen.
- Muskeln spannen, Körperhaltung ändern und in eine Sieger(innen)-pose gehen (z.B. Fäuste ballen), um eine echte Entschlossenheit zu zeigen.
- Neue Lösungswege ausprobieren (siehe Notfallkoffer).
- Gebete oder Affirmationen wie »Universum hilf, es wird auch vorrübergehen.« »Mein Körper ist gesund«. »Was brauche ich jetzt? Ruhe?«

Liebste _____,

du bist gerade sehr unruhig, du fühlst Hunger, aber du hast Werkzeuge an der Hand, um das zu überwinden. Schau im Notfallkoffer nach, was du anwenden magst, und ziehe das durch. Bleib ganz ruhig, bald ist das Gefühl der Unruhe vorbei. Du brauchst das Essen nicht, du hast nur Lust darauf. Auch das wird vorbeigehen. Du wirst nicht sterben. Essen hilft dir nur ganz kurzfristig.
Du fühlst gerade: _____
Lass das Gefühl ziehen.

Deine dich wertschätzende
_____, die fest an dich glaubt!

beruhigen und vom Essdrang ablenken. Du kannst dir auch einen Notfallbrief schreiben, im Portemonnaie mitnehmen und vor einem Naschanfall lesen.

Atemübung gegen Überessen

Wenn du merkst, dass ein Heißhungeranfall im Anmarsch ist, kannst du diese Atemübung ausprobieren:

- Lege zur Beruhigung die Hand aufs Herz und schließe die Augen.
- Atme Zufriedenheit ein und alles langsam aus.

- Halte 15 Minuten inne, damit sich dein Körper entspannt und die eigene Kraft helfen kann: Spüre deinen Atem, lausche in dich hinein, schenke deinen Empfindungen die ganze Aufmerksamkeit.
- Strecke und dehne deinen Körper, bewege die Füße und bemerke deine Bodenhaftung.

Drei Top-Tipps bei emotionalem Hunger

Im stressigen Alltag erhält das Gehirn sehr viele verschiedene Reize. Wenn du regelmäßig Entspannungsübungen kombiniert mit Meditationsübungen machst, lernst du, dich weg von äußeren Reizen auf dein Inneres zu fokussieren. So lenkst du deine Aufmerksam auf deinen Körper – und das ermöglicht den Zugang zum unterbewussten Innern. So kannst du bei Essdrang und Heißhunger besser reagieren als bisher. Achtsames Atmen und/oder Atementspannung bei unerwünschten Essgelüsten wirkt Wunder und ist eine tolle Übung, die du immer wieder zwischendurch oder auch mal länger machen kannst. Atme einfach schön tief durch. Registriere die Pause zwischen den Atemzyklen. Dein Puls verlangsamt sich, du kommst zur Ruhe und der Stress vergeht.

Eine Übung allein kann allerdings nicht jahrelang eingeübte Gewohnheiten sofort ändern, aber es lohnt sich, die ge-

wohnten Wege der strengen Diätdiszi-
plin zu verlassen, denn die haben dich
auch nicht weitergebracht. Gehe nun den
Weg der liebevollen Selbstannahme und
Selbsterforschung

1. Schenke dir Zeit für sich selbst

Nimm dir immer Zeit für eine Mor-
gen- oder Abendroutine, zum Beispiel mit achtsamem Yoga (Seite 90)
oder der Progressiven Muskelentspannung (Seite 84). Sie bieten eine wunderbare Möglichkeit, deinen Stresslevel
möglichst niedrig zu halten, um Körper,
Geist und Seele auf allen Ebenen zufrieden zu stellen. Alternativ kannst du eine
der verschiedenen Meditationsformen
(Seite 74) anwenden. Denke immer daran: Du bist der wichtigste Mensch in
deinem Leben. Nimm dir jeden Tag Zeit
für dich selbst, auch wenn es nur eine
halbe Stunde ist. Das wird sich für dich
auszahlen.

2. Bleibe im inneren Dialog mit dir

Arbeite mit positiven Glaubenssätzen
(Seite 61), identifiziere begrenzende
Glaubenssätze und löse dich sanft von ihnen. Selbstabwertende Gedanken können
zu emotionalem Überessen führen, deshalb stärke dein Selbstbewusstsein. Mache Selbstwert-Übungen (Seite 59), so
lernst du, weniger kritisch oder hart mit
dir umzugehen und dich mit Freundlichkeit zu motivieren statt Selbstkritik zu
üben.

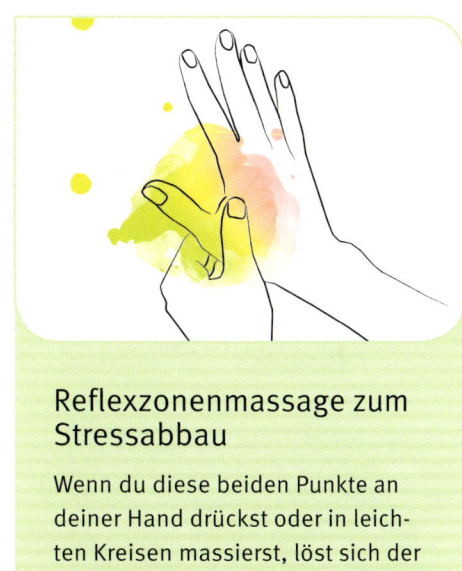

Reflexzonenmassage zum Stressabbau

Wenn du diese beiden Punkte an
deiner Hand drückst oder in leichten Kreisen massierst, löst sich der
Stress und andere werden es nicht
bemerken.

**Beispiel für einen negativen inneren Dia-
log:** »Wenn alles zu viel wird, was soll's.
Ich esse, worauf ich Lust habe. Wenn ich
müde und gestresst bin, möchte ich mit
Essen entspannen.«

**Beispiel für einen positiven inneren Dia-
log:** »Wie werde ich mich fühlen, wenn
ich das esse? Wie lange wird der Effekt
anhalten? Essen hilft mir nur kurz, mich
zu beruhigen. Dieser Drang wird vorbeigehen.«

3. Achtsame Körperübungen

Ich hoffe, dass du aus dem Mind-Body-
Blumenstrauß (Seite 50) deine Lieb-

lingsmethode zur Bewältigung des Drangs zur Völlerei und auch zu mehr Selbstvertrauen gefunden hast. Wenn du dir selbst all die Liebe gibst, die du von anderen nicht bekommen hast, dann brauchst du nicht mehr mithilfe von Essen danach zu suchen. Die Meditationen mit dem inneren Kind (Seite 35) und dem inneren Team (Seite 38) sind dazu ein guter Weg.

Was sonst noch wichtig ist

Gut für dich ist es, kreativ zu sein, sexuelle Bedürfnisse zu stillen, mit Freunden zusammen zu sein, eine erfüllende Arbeit, Haustiere, Yoga, Singen, Gärtnern, gesund Kochen, Spazierengehen, Lachen – das alles nährt die Seele wirklich. Es ist nicht das Essen. Womit kannst du am besten beginnen?

Setze dir realistische Ziele

Einer der häufigsten Gründe dafür, dass es für viele schwer ist, Ziele zu erreichen, ist, dass sie unrealistisch sind. Ein unrealistisches Ziel wäre zum Beispiel, dass du innerhalb eines Monats dein Idealgewicht erreichen möchtest. Du bist viel motivierter, wenn du das Gefühl hast, dein Ziel auch wirklich erreichen zu können. Plane deshalb genug Zeit ein.

Suche dir Hilfe

Manchmal scheitern wir einfach daran, dass wir versuchen, alles allein zu schaffen. Dabei ist das gar nicht notwendig. Es ist vollkommen okay, sich Hilfe zu suchen. Du kannst dir Unterstützung von anderen Leuten holen, zum Beispiel von Freunden, die du auf deiner Reise in ein leichtes Leben dabeihaben möchtest. Oder höre den hilfreichen kostenlosen Podcast von Mareike Awe an. Hast du wenig Zeit, ist ein Onlinecoaching ideal. Adressen findest du im Serviceteil (Seite 117).

>> *Es ist dein Leben, du hast es in der Hand, komme ins Handeln! Mögest du mit deinem Körper und deiner Seele mitfühlend umgehen. Mögest du glücklich sein.* «

Amanda Sonntag

Service

Weiterführende Adressen:
Hilfreiche Adressen von Einrichtungen, an denen die Mind-Body-Medizin auch ambulant praktiziert wird:

Immanuel-Krankenhaus, Berlin, Abteilung Mind-Body-Medizin: www.naturheilkunde.immanuel.de/naturheilkunde-leistungen/therapien/ordnungstherapie-und-mind-body-medizin/

Abteilung für Naturheilkunde der Kliniken Essen-Mitte: www.kliniken-essen-mitte.de/naturheilkunde

Achtsamkeitsbasierte Stressreduktion (Mindfulness-Based Stress Reduction); hier kannst du einen Achtsamkeitskurs in deiner Nähe finden: www.mbsr-verband.org

Anlaufstellen bei Essstörungen:
Selbsthilfegruppen bei Dick und Dünn e.V. Beratungszentrum bei Ess-Störungen, Innsbrucker Strasse 37, 10825 Berlin: www.dick-und-duenn-berlin.de

BFE Bundesfachverband Essstörungen, München: www.bundesfachverbandessstoerungen.de

Bundeszentrale für gesundheitliche Aufklärung: www.bzga-essstoerungen.de

Bücher, CDs und DVDs zum Thema
Albers, Susan; Strerath-Bolz, Dr. Ulrike: Erhöhen Sie Ihren EatQ. Intelligent mit Gefühlen umgehen und dabei abnehmen. Knaur 2014

Albers, Susanne: Essen, trinken, achtsam genießen. Praxisübungen für ein Leben im Gleichgewicht. Arbor 2010

Baureis, Helga: Mit jedem Tag ein bisschen schlanker! Interaktives 21 Tage Coaching. Edition Rat und Tat 2015

Bergunde, Verena: Satte Lebensart. Hungern macht dick und Leben macht satt – Oder: wie ich es schaffen kann, meine Kräfte zu nähren. Borgmann 2004

Birkenshaw, Elsye: Denken Sie sich schlank! Das Abnehmprogramm auf CD. Hugendubel 2006

Blumhagen, Vanessa: Jeden Tag wurde ich dicker und müder. Mein Leben mit Hashimoto. Piper 2018

Brähler, Christine: Selbstmitgefühl entwickeln – Liebevoller werden mit sich selbst. Scorpio 2016

Dahm, Ulrike: Mit der Kindheit Frieden schließen – Wie alte Wunden heilen. Schirner 2011

Ein gutes Buch über Achtsamkeit. Ein guter Verlag 2017

Embrace – Du bist schön (DVD). Film von Taryn Brumfitt. 2017

Esch, Tobias: Stressbewältigung. Mind-Body-Medizin, Achtsamkeit, Selbstfürsorge. MWV 2016

Forward, Susan: Wenn Mütter nicht lieben. Töchter erkennen und überwinden die lebenslangen Folgen. Goldmann 2015

Germer, Christopher: Der achtsame Weg zur Selbstliebe. Wie man sich von destruktiven Gedanken und Gefühlen befreit. Arbor 2015 (auch als CD)

Grillparzer, Marion: Hey Heißhunger, ab jetzt bin ich der Boss! GU 2011

Hall, Jean: Atmen. Einfache Atemübungen für ein bewussteres Leben. Trias 2018

Hay, Louise: Finde Deine Lebenskraft: Wie Affirmationen unser Leben verändern. Knaur 2015

Hay, Louise: Ernährung für Körper und Seele. Das Meditationsprogramm. (CD) Heyne 2017

Herriger, Catherine: Die böse Mutter. Warum viele Frauen dick werden und bleiben. Mit einem Selbsthilfeprogramm für esssüchtige Frauen. Kösel 2016

Hohensee, Thomas: Selbstliebe macht schlank. Sorge für Dich selbst und Du erreichst Dein Wohlfühlgewicht. ZS 2017

Hölzel, Britta; Brähler, Christine: Die große Achtsamkeits-Box. 2012 (1 DVD Achtsamkeitsyoga, 2 CDs Meditationen & Bodyscans)

Hühn, Susanne: Dein inneres Kind. Meditation zum Abnehmen. (Audio-CD) 2007

Isler, Hinsen: Wege zum Wohlfühlgewicht. Ernährungs-Psychologie für den Alltag. Zytglogge 2003

Iwan, Alexa: Jede Frau kann schlanker werden: Das Anti-Diät-Buch. Goldmann 2013

Koenig, Karen: The Food and Feelings Workbook. A full course meal on emotional health. How listening to your feelings will heal your life. Gürze books 2007

Levine, Peter: Sprache ohne Worte. Wie unser Körper Trauma verarbeitet und uns in die innere Balance zurückführt. Kösel 2011

Marbach, Eva: Erfolgreich abnehmen beginnt im Kopf. emv 2009

Munsch, Simone: Binge eating. Kognitive Verhaltenstherapie bei Essanfällen. Beltz 2003

Neff, Kristin: Selbstmitgefühl. Wie wir uns mit unseren Schwächen versöhnen und uns selbst der beste Freund werden. Kailash 2011

Neff, Kristin: Selbstmitgefühl Schritt für Schritt. (Buch und 4 CDs). Abor 2014

Netzker, Gabriele: Angst vor dem Abnehmen oder Die Botschaft des Übergewichts. Trafo 2017

Orbach, Susie: Antidiätbuch Teil 2. Eine praktische Anleitung zur Überwindung von Esssucht. Frauenoffensive 1993

Rankin, Lissa: Mind over Medicine. Warum Gedanken oft stärker sind als Medizin. Wissenschaftliche Beweise für die Selbstheilungskraft. Kösel 2014

Resch, Elyse: Intuitiv abnehmen. Zurück zu natürlichem Essverhalten. Goldmann 2013

Rossbach, Gabriele: Mit Achtsamkeit zum inneren Glück. 15 ZENtrierungsübungen für mehr Lebensintensität und Lebensfreude. Beltz 2013

Roth, Geneen: Essen ist nicht das Problem. Wie Frauen Frieden mit sich selbst und ihrem Körper schließen. Women Food and God. Goldmann 2017

Sanchez, Maria: Sehnsucht und Hunger. Heilung von emotionalem Essen. (3 Audio-CDs). Envela 2010

Sanchez, Maria: Vor und nach einem Essanfall. Heilung von emotionalem Essen. (Audio-CD). Envela 2011

Schulz von Thun, Friedemann: Das innere Team in Aktion. Praktische Arbeit mit dem Modell. Rowohlt 2004

Simon, Julie: The emotional eater's repair manual. A pratical Mind-Body-Spirit guide for putting an end to overeating and dieting. New World Library 2012

Singer, Tania; Matthias Bolz: Mitgefühl. In Alltag und Forschung (kostenloses E-Book, zu beziehen über: www.compassion-training.org).

Storch, Maja: Mein Ich-Gewicht. Wie das Unbewusste hilft, das richtige Gewicht zu finden. Piper 2011

Taitz, Jennifer: Wenn Essen nicht satt macht. Emotionales Essverhalten erkennen und überwinden. Balance 2012

Timpe, Anita: Ich bin so wütend! Nutzen Sie die positive Kraft Ihrer Wut! BoD 2014

Virtue, Doreen: Wenn aus Problemen Pfunde werden. Wie Sie sich aus den Verstrickungen von Missbrauch, Stress und Übergewicht befreien. KOHA 2010

Wolf, Doris: Übergewicht und seine seelischen Ursachen. Wie Sie Schuldgefühle überwinden und dauerhaft schlank werden, GU 2015

Wollinger, Olivia: Essanfälle ade. Ullstein 2018

Inneres Kind:

Stahl, Stefanie: Das Kind in Dir muss Heimat finden. Der Schlüssel zur Lösung (fast) aller Probleme. Kaliash 2017

Bradshaw, John: Das Kind in uns. Wie finde ich zu mir selbst. Knaur 2000

Chopich, Erika J.; Paul, Margaret; Bardeleben, Angelika: Aussöhnung mit dem inneren Kind. Ullstein 2009

Meditationen zur Heilung des inneren Kindes

Heilung des inneren Kindes – Geführte Meditation. CD und MP3 in verschiedenen Versionen. Bezug über www.ohrinsel.net/innereskind

Reise zum inneren Kind – Heilung durch Selbstliebe (geführte Meditation): www.youtube.com/watch?v=TNHdQsdc2SE&feature=youtu.be

Hühn, Susanne: Dein inneres Kind. Meditation zum Abnehmen. (Audio-CD) 2007

Heilung inneres Kind (Meditation) gesprochen von Silke Krings www.youtube.com/watch?v=gzrsLT7ukwM&feature=youtu.be

Hypnose speziell zum Abnehmen

Jan Becker: FFH-Abnehmhypnose. www.youtube.com/watch?v=w3mzn9kwONg&feature=youtu.be

Martin Bolze/Pharo: Mit Hilfe von Hypnose zur Traumfigur www.youtube.com/watch?v=uh74H2UFrzc&feature=youtu.be

Alan Fields: Gesund abnehmen. Geführte Meditation. www.youtube.com/watch?v=Uz17d0LCCB0&feature=youtu.be

Louise Hay: Das große Hörbuch für Körper und Seele. (4 CDs)

Ralf Lederer: Gesund Abnehmen mit Hypnose www.youtube.com/watch?v=QEQFiL6qz1g&feature=youtu.be

Uwe Messner: Gewichtsreduktions- und Antistress-Hypnose. www.youtube.com/watch?v=UVI0jwpXUD8&feature=youtu.be und www.hl-hypnose.de

Barbara Winter: Schlank durch Suggestion. www.youtube.com/watch?v=mlc3m_-yQxs&feature=youtu.be

Atemmeditation
gesprochen von Annette Sonius, MBSR-Lehrerin: www.nhk-fortbildungen.de/45-0-Audio-Video-Downloads.html

Meditationsapp:
www.7Mind.de

Bodyscan
www.tk.de/audio/anleitung_zum_body_scan.mp3

www.achtsamkeit.com/TanjaBodyScan.mp3

Autogenes Training
Derra, Claus: Stress lass nach! Autogenes Training für Einsteiger. Hörbuch. Trias 2009

Achtsamkeitsmeditation
Kabat-Zinn, Jon: Gesund durch Meditation. Das große Buch der Selbstheilung. Knaur 2019

Kabat-Zinn, Jon: Im Alltag Ruhe finden. Meditationen für ein gelassenes Leben. Knaur 2015

Hay, Louise: Finde Deine Lebenskraft. Wie Affirmationen unser Leben verändern. Knaur 2015

Progressive Muskelentspannung
www.tk.de/audio/CD-Progressive-Muskelentspannung-Kurzversion-128-kbps-mit-Musik.mp3

Feldenkrais
www.apotheken-umschau.de/Entspannung/Video-Feldenkrais--fuenf-Uebungen-zum-Nachmachen-39192.html

Lichtenau, Birgit: Feldenkrais. Entspannter Nacken. (Audio-CD). Trias 2012

Die Autorin hat noch weitere Feldenkrais-CDs zu verschiedenen Körperpartien im Trias-Verlag veröffentlicht. Sie sind alle empfehlenswert.

Höfler, Heike: Feldenkrais. Die besten Übungen für Ihren Alltag. (Buch mit Audio-CD). Trias 2018

Übungsgruppen in deiner Nähe und mehr Informationen vom Feldenkraisverband Deutschland unter: www.feldenkrais.de

Yin Yoga
Clark, Bernie: Das große Yin-Yoga-Buch. Trias 2018.

Achtsames Yoga mit Dr. Nils — Altner: https://www.youtube.com/watch?v=Eq-udS8OMZc

Luna Yoga
Ohlig, Adelheid: Luna-Yoga für den Rücken. Entspannung finden, Kraft tanken. Kösel 2013

Ohlig, Adelheid: Mit Luna-Yoga durch den Tag. Übungen zum Entspannen und Auftanken. Audio-CD. Kösel 2009

Benefit® Yoga
www.wegdermitte.de

Yoga Nidra
https://www.youtube.com/watch?v=B2RNuiDEAC8

Ranzinger, Christine: Yoga Nidra. Trias 2016.

Yoga Express — Die besten Übungen für's Büro und unterwegs. Focus Gesundheit 2007.

Traumreisen
Glücksdetektiv: Traumreise — Sonnenuntergang am Meer: https://www.youtube.com/watch?v=fVSwbbnKO24

BodyMindPower: Fantasiereise — In der Ruhe des Waldes: https://www.youtube.com/watch?v=QNlGdKWpjLA

Online-Hilfe beim Abnehmen
Mareike Awe erzählt, wie du deinen Körper nicht mehr quälst und einschränkst, sondern durch intuitives Essen, Achtsamkeit und viel Selbstliebe mit ihm zusammenarbeitest und dadurch endlich erfolgreich abnimmst: https://www.mareikeawe.de/podcast/

Online-Abnehmcoach: Die Autorin dieses Buches gibt bei Interesse per E-Mail-Online-Coaching Unterstützung. Anmeldung unter: www.amandasonntag.de

Literaturverweise

[1] Intervallfasten ist weniger eine Diät als eine Art zu leben. Dabei isst man acht Stunden normal und »fastet« 16 Stunden über Nacht. Vielen fällt es leichter, wenn sie wissen, dass sie beispielsweise zwischen 10 und 18 Uhr oder zwischen 9 und 17 Uhr essen dürfen. Die restliche Zeit, in der man nicht schläft, können die Mind-Body-Methoden die Wartezeit erleichtern.

[2] Literaturtipp zu diesem Kapitel: Simon, Julie: The emotional eater's repair manual. New World Library 2012

[3] Wenn du gern an diesem Gefühl weiterarbeiten möchtest, empfehle ich das Buch von Timpe, Anita: Ich bin so wütend! Nutzen Sie die positive Kraft Ihrer Wut! BoD 2014

[4] Literaturempfehlung dazu: Blumhagen, Vanessa: Jeden Tag wurde ich dicker. Mein Leben mit Hashimoto. mgv 2013

[5] Weitere Informationen zu diesem Thema findest du in Fuemmeler, Bernhard F.: Adverse Childhood events are associated with obesity and disordered eating. Journal of traumatic stress 22 (329–333). 2009

[6] Herriger, Catherine: Die böse Mutter. Warum viele Frauen dick werden und bleiben. Mit einem Selbsthilfeprogramm für esssüchtige Frauen. Kösel 2016

[7] Furman, Ben: Es ist nie zu spät, eine glückliche Kindheit zu haben. Borgmann 2005

[8] aus Stahl, Stefanie: Das Kind in dir muss Heimat finden, Kaliash 2017, S. 149

[9] Literaturempfehlung dazu: Stahl, Stefanie: Das Kind in dir … Innere Kindübung, S. 256–257

[10] nach Berne, Eric: Transaktionsanalyse der Intuition: Ein Beitrag zur Ich-Psychologie. Junfermann 1991

[11] s.a. Metta-Meditation (Seite 77)

[12] Schulz von Thun, Friedemann: Das innere Team in Aktion. Praktische Arbeit mit dem Modell. Rowohlt 2004

[13] Esch, Tobias: Stressbewältigung Mind-Body-Medizin, Achtsamkeit, Selbstfürsorge. MWV 2015

[14] nach Dobos, Gustav: Mind-Body-Medizin. Integrative Konzepte zur Ressourcenstärkung und Lebensstilveränderung. Urban & Fischer 2019, S. 212

[15] www.healyo zurlife.com

[16] Beeindruckend ist dieser Song von Whitney Houston zum Thema Selbstliebe: I found the greatest love of all (hier in deutscher Übersetzung).

[17] Louise Hay: Finde deine Lebenskraft. Wie Affirmationen unser Leben verändern. Allegria 2010

[18] Audioanleitungen auf YouTube zum Thema Selbstmitgefühl kannst du unter folgenden Suchbegriffen finden: »Meditation zum Abnehmen«, »Selbstmitgefühl entwickeln«. Ein empfehlenswertes Buch: Brähler, Christine: Selbstmitgefühl entwickeln. Liebevoller werden mit sich selbst. Scorpio 2016

[19] nach Lindau, Veit: Selbstliebe. Willkommen zu Hause in dir. Goldmann 2016

[20] Britta Hölzel: Achtsamkeit mitten im Leben: Anwendungsgebiete und wissenschaftliche Perspektiven. O.W. Barth 2015

[21] Paula Lambert: Not so fun fact, in: Ein gutes Buch/ Achtsamkeitsplaner. Dein Begleiter für mehr Achtsamkeit, Selbstliebe und Fokus im Alltag. Ein guter Verlag 2017, S. 91

[22] Originalstudie: Brief mindfulness meditation training alters psychological and neuroendocrine responses to social evaluative stress. 2014

[23] in Anlehnung an den Bodyscan im MBSR-Programm nach Kabat-Zinn, Jon: Im Alltag Ruhe finden. Meditationen für ein gelassenes Leben. Knaur 2014. Und: Kabat-Zinn, Jon: Stressbewältigung durch die Praxis der Achtsamkeit. Arbor 2014

[24] Psychoneuroendocrinology: Yoga, mindfulness-based stress reduction and stress-related physilogical measures: A meta-analysis. Pascoe et al. 2017

[25] Altner, Nils: Achtsam essen. ZKM 2009, 3. S. 21

[26] Lesetipp: Resch, Elyse: Intuitives Abnehmen. Zurück zu natürlichem Essverhalten. Goldmann 2013. Knop, Uwe: Intuitiv essen. Aktiviere dein natürliches Schlankheitsprogramm. Riva 2017. Dieses Buch zeigt hauptsächlich die wissenschaftlichen Beweise für diesen Ansatz auf: »Vertrauen Sie keinen Studien, sondern Ihrer absolut einzigartigen kulinarischen Körperintelligenz, die Hunger und Lust für die intuitiv richtige Auswahl Ihrer Nahrungsmittel zur optimalen Nährstoffversorgung sorgt«, S. 85. »Viele haben verlernt, echten Hunger wahrzunehmen. Insbesondere dauerhafter Stress kann zu vermehrten Essen ohne Hunger führen«, S. 130. »Alle Diäten wirken gleich – sie machen dicker!«, S. 206

[27] Inspiriert von Dobos, Gustav: Mind-Body-Medizin. Integrative Konzepte zur Ressourcenstärkung und Lebensstilveränderung. Urban & Fischer 2019, S. 232

Stichwortverzeichnis

A
Abendroutine 98
Achtsamkeit 54, 80
Affirmationen 61, 65
Angst 20, 24
Atemübungen 56
Atmen 55
Autogenes Training 79

B
Bedürfnisse, unerfüllte 16
Belohnung 27
Bodyscan 78
Bodyübungen 83

D
Diät 59, 70, 80
Durst 41

E
Einsamkeit 26
Essgier 29, 31

F
Familie 32
Feldenkrais 86

G
Gefühle 22, 24, 28, 35, 71
Gefühlshunger 39
Gefühlsmanagement 52
Gewohnheiten 53
Glaubenssätze 61, 72
Glück 27
Glücksquellen 108

H
Heißhunger 39
Hilflosigkeit 26
Hunger 39, 42
Hunger, emotionaler 22, 39, 114
Hypnose 63

I
Inneres Kind 35
Inneres Team 38

J
Jo-Jo-Effekt 70

K
Kind, inneres 35
Körpersprache 27

M
Meditation 74
– Atemmeditation 77
– Bodyscan 78
– Gehmeditation 76
– Intuitives Essen 80
– Metta-Meditation 77
– Minis 76
Mentalübungen 74
Mental- und Bodyübungen,
   kombinierte 106
Mind-Body-Methoden
– Übersicht 10
Minderwertigkeitsgefühl 26
Morgenroutine 96
Müdigkeit 26
Muskelentspannung nach
   Jacobson 84

N
Notfallbrief 114
Notfallkoffer 112
Notfallzettel 113

P
Progressive Muskelentspannung
   84

Q
Qigong 88

R
Rückschläge 110

S
Scham 26
Schultern, verspannte 84
Selbstbewusstsein 60, 61
Selbstgespräche 112
Selbstliebe 58, 59, 61, 65
Selbstwertgefühl 59, 64
Stress 23, 26, 28
Stressmanagement 49, 114

T
Tagebuch 110
Tai-Chi 88
Team, inneres 38
Teufelskreis 46
Trauer 26
Traurigkeit 26

U
Unterbewusstsein 48, 60

W
Wut 26

Y
Yoga 56, 90
Yogaübungen
– Beckenschaukel 93
– Drehsitz 91
– im Liegen 106
– im Sitzend 104
– im Stehen 100
– Rückenlage 92
– Rückenmassage 94
– Sonnengruß, kleiner 95
– Sphinx 92
– Vorbeuge, sitzende 91

Bibliografische Information der Deutschen Nationalbibliothek
Die Deutsche Nationalbibliothek verzeichnet diese Publikation in der Deutschen Nationalbibliografie; detaillierte bibliografische Daten sind im Internet über http://dnb.d-nb.de abrufbar.

Programmplanung: Celestina Filbrandt
Projektmanagement: Anja Bippus
Redaktion: Ursula Brunn-Steiner, Vaihingen/Enz

Umschlaggestaltung und Layout:
CYCLUS Visuelle Kommunikation, Stuttgart

1. Auflage 2020

© 2020 TRIAS Verlag in Georg Thieme Verlag KG, ein Unternehmen der Thieme Gruppe
Rüdigerstraße 14, 70469 Stuttgart

www.trias-verlag.de

Printed in Germany

Satz und Repro: Fotosatz Buck, Kumhausen
Gesetzt in Adobe InDesign CS6
Druck: AZ Druck und Datentechnik GmbH, Kempten

Gedruckt auf chlorfrei gebleichtem Papier

ISBN 978-3-432-10981-7   1 2 3 4 5 6

Auch erhältlich als E-Book:
eISBN (ePub) 978-3-432-10982-4

Wichtiger Hinweis: Wie jede Wissenschaft ist die Medizin ständigen Entwicklungen unterworfen. Forschung und klinische Erfahrung erweitern unsere Erkenntnisse. Ganz besonders gilt das für die Behandlung und die medikamentöse Therapie. Bei allen in diesem Werk erwähnten Dosierungen oder Applikationen, bei Rezepten und Übungsanleitungen, bei Empfehlungen und Tipps dürfen Sie darauf vertrauen: Autoren, Herausgeber und Verlag haben große Sorgfalt darauf verwandt, dass diese Angaben dem Wissensstand bei Fertigstellung des Werkes entsprechen. Rezepte werden gekocht und ausprobiert. Übungen und Übungsreihen haben sich in der Praxis erfolgreich bewährt.

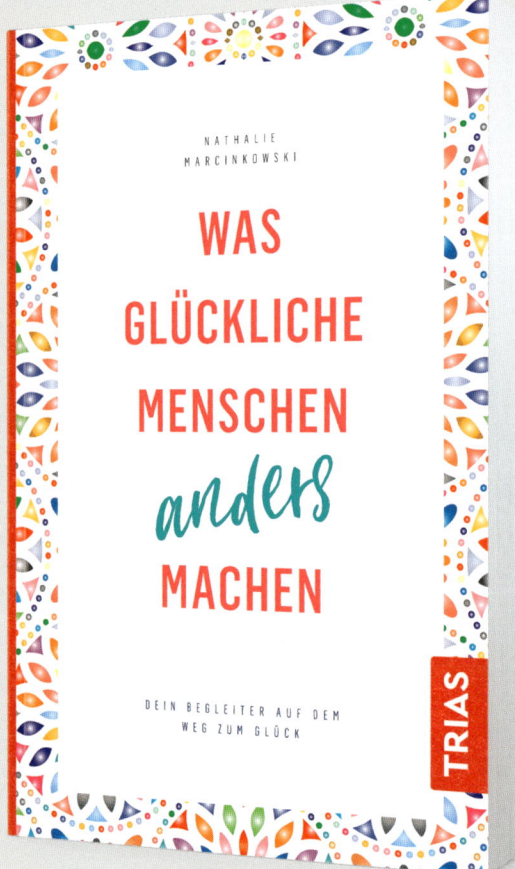

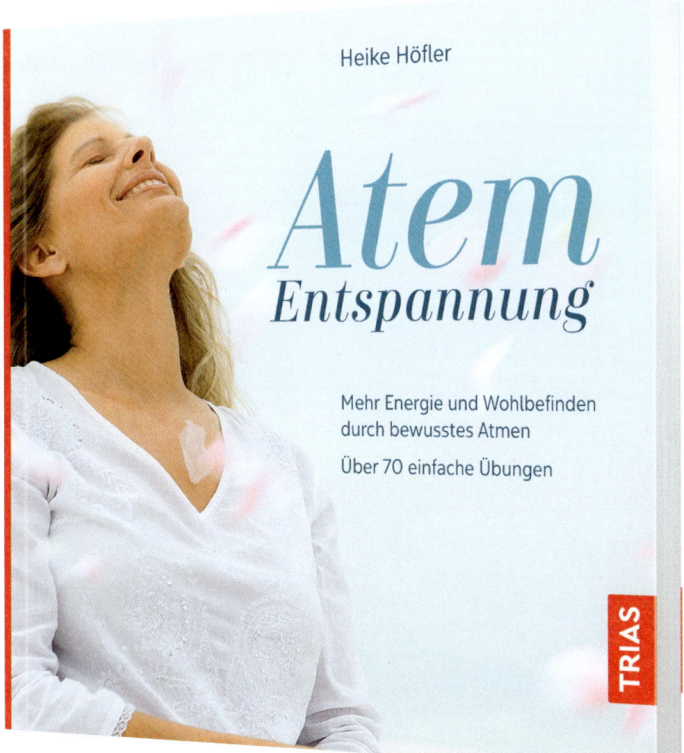
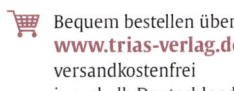

Gesundheit aus der Natur

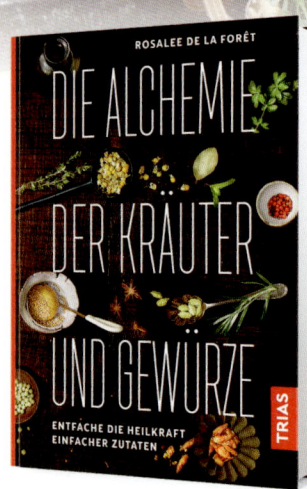

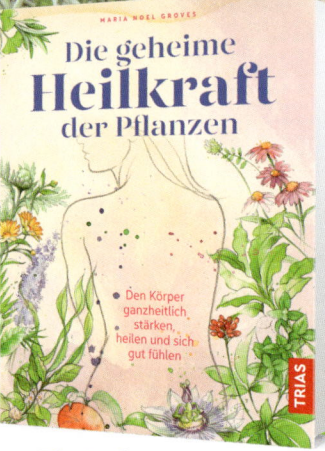

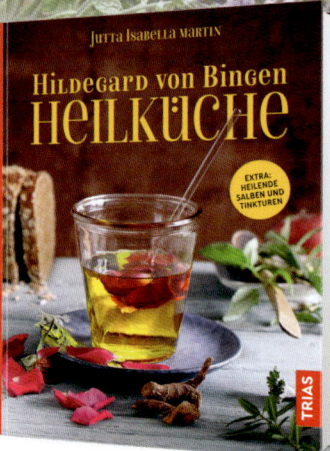

Die Küchen-Apotheke für die ganze Familie

Rosalee de la Forêt
Die Alchemie der Kräuter und Gewürze
24,99 € [D] / 25,70 € [A]
ISBN 978-3-432-10659-5
Auch als E-Book

Die Welt der Heilpflanzen

Maria Noël Groves
Die geheime Heilkraft der Pflanzen
24,99 € [D] / 25,70 € [A]
ISBN 978-3-432-10999-2

Kochen und Heilen

Jutta Isabella Martin
Hildegard von Bingen Heilküche
24,99 € [D] / 25,70 € [A]
ISBN 978-3-432-10703-5
Auch als E-Book

 Bequem bestellen über
www.trias-verlag.de
versandkostenfrei
innerhalb Deutschlands

Foto: Anke Schütz, Buxtehude

TRIAS